ミトコンドリアを活性化するとがん細胞は自滅する

銀座東京クリニック院長
福田一典

彩図社

はじめに

私は、がんの補完・代替医療を専門にした診療を15年以上行っています。

代替療法とは、西洋医学の通常療法（標準治療）に替わる治療法という意味で、この中には全くのインチキもありますが、科学的根拠や有効性が認められている治療法もあります。

幸いにも、がんが早期に発見され、まだ転移も起こっていない段階で手術や放射線治療を行えば、がんを根治することは可能です。

しかし、かなり進行した状態でがんが見つかったり、また、治療後に再発した場合などは、現代の最新医学をもってしてもがんの根治は極めて困難です。

このように、標準治療が難しくなった場合、西洋医学では緩和治療しかない点に多くのがん患者さんが苦しんでいます。

そして、症状の改善や延命の可能性を求めて、漢方治療のような伝統医療や民間療法やサプリメントなどを使った「代替療法《だいたいりょうほう》」を試される患者さんも多くいるのです。

私は、様々な伝統医療や民間療法やサプリメントや医薬品を用いたがん治療を試してきました。

数多い代替療法の中で、「中鎖脂肪ケトン食を実践する」という、がん細胞のエネルギー産生の特徴を利用した治療法は、安全で効果の高い治療法であると確信したので、3年ほど前にこれを『ブドウ糖を絶てばがん細胞は死滅する！』という書籍にまとめました。

当時はケトン食もまだ知られていない状況でしたが、最近になってケトン体の健康作用や抗がん作用が注目されるようになり、ケトン食関連の書籍も多く出版されています。

そして、その後もがん治療に関する研究は進み、最近の研究で、ミトコンドリアを活性化することによって、正常細胞は活性化し、がん細胞は自滅させることができることが明らかになってきました。

そこで、ケトン食をはじめとするミトコンドリアを活性化してがん細胞を自滅させる治療法について解説するために本書を執筆しました。

この理論的根拠を説明するために多少の生物学的な解説が必要となるため、部分的に難解な記述もありますが、簡単に内容を説明すると次のようになります。

細胞が生存し活動するためのエネルギーとしてアデノシン3リン酸（ATP）という体内物質が使われます。

ATPはアデノシンという物質に化学エネルギー物質のリン酸が3個結合したもので、生物が必要とする活動エネルギーを保存した「エネルギー通貨」のような分子です。

このATPは正常細胞では主にミトコンドリアという細胞内小器官で生成されています。

ミトコンドリアでは、酸素を使って効率的にATPが作られます。ミトコンドリアで酸素を使ってATPを産生する方法は酸素呼吸あるいは酸化的リン酸化と呼ばれます。

一方、がん細胞ではミトコンドリアでのATP産生が抑制されています。がん細胞では酸素を使わないでブドウ糖（グルコース）からATPを産生する「解糖」という代謝系が亢進しています。解糖は細胞質で行われます。

ミトコンドリアにおける酸素呼吸では1分子のブドウ糖から32分子のATPが生成されますが、解糖系だけでは1分子のブドウ糖から2分子のATPしか生成されません。

そのため、がん細胞は正常細胞に比べてブドウ糖の取り込みを増やすことによってATP産生を補っています。その結果、がん組織では解糖系の最終代謝産物の乳酸が大量に産生されています。

がん細胞では、酸素が十分に利用できる状況でもミトコンドリアでの酸素呼吸が抑制され、ブドウ糖の取り込みと解糖系が亢進し、乳酸の生成が増えているという現象は、90年以上前にドイツの生化学者オットー・ワールブルグによって発見されました。

がん細胞がミトコンドリアでの酸素呼吸を抑制する理由は幾つかあります。

一つは、細胞構成成分を合成する材料として多量のブドウ糖が必要になっているためです。

細胞が分裂して数を増やすためには核酸や細胞膜やたんぱく質などの細胞構成成分を新

たに作る必要があります。細胞は、解糖系やその経路から派生する様々な細胞内代謝経路によってブドウ糖から核酸や脂質やアミノ酸を作ることができます。ミトコンドリアで酸素を使ってブドウ糖を全てＡＴＰ産生に使うと細胞を作る材料が無くなるのです。

また、ミトコンドリアでの酸素呼吸は活性酸素の産生を増やします。活性酸素は細胞にダメージを与え、増殖や転移を抑制し、細胞死を引き起こす原因になります。がん細胞は活性酸素の産生を増やさないように、ミトコンドリアでの酸素の利用を抑制していると考えられています。

がん細胞にとっては、ミトコンドリアでの酸素を使った代謝を抑えておく方が生存や増殖に都合が良いのです。

そこで、がん細胞のミトコンドリアの活性を高めるとどうなるでしょうか。正常細胞ではミトコンドリアを活性化すると、ＡＴＰ産生が促進され細胞の働きを高めることができます。

しかし、がん細胞の場合は、増殖や転移が抑制され、細胞死が引き起こされることが分かったのです。

それは、ブドウ糖が完全に分解されると細胞を増やすための材料が足りなくなり、酸素呼吸の亢進は活性酸素の産生を増やし、活性酸素によるダメージでがん細胞が自滅するからです。

つまり、細胞のミトコンドリアを活性化する治療法は、正常細胞の働きを高めながら、がん細胞だけを死滅できます。

本書はその理由を解説し、この治療法を実践するための具体的な方法を解説することを目的にしています。

がん克服の有効な手段であることを、多くのがん患者さんに知っていただきたいと願っています。

銀座東京クリニック　院長　福田一典

目次

第4章 活性酸素の発生量が増えるとがん細胞は死滅する

第5章

解糖系を阻害して酸化的リン酸化を活性化するとがん細胞は自滅する

第8章 抗酸化システムを阻害すると酸化ストレスが増強する

第9章 ミトコンドリアを活性化し酸化ストレスを高めればがん細胞は自滅する

第1章

ミトコンドリアを増やすと がん細胞の悪性度は低下する

◆細胞を働かせるエネルギーとしてATPが使われる

私たちの体を動かすエネルギーは、食物から体内に取り入れた糖質や脂肪やたんぱく質を細胞内で燃焼（分解）して作り出しています。

燃料とは、保存されているエネルギーを利用できる形で放出することができる分子のことです。自動車の燃料はガソリンであり、細胞の燃料はブドウ糖（グルコース）や脂肪酸です。

自動車はガソリンを燃焼させて発生する熱エネルギーを使ってエンジンを動かしています。一方、細胞を働かせる元になるエネルギーは、栄養として食事から取り入れたブドウ糖や脂肪酸を分解してATPを作り出すことによって得ています。

ATPはアデノシン3リン酸（Adenosine Triphosphate）の略語で、エネルギーを蓄え供給する分子として「生体エネルギーの通貨」としての役割を持っています。

細胞はブドウ糖や脂肪酸に保存されているエネルギーをATP分子に捕獲し、筋肉の収縮や能動輸送などの細胞の仕事に使っています。

ATPはアデノシンに化学エネルギー物質のリン酸が3個結合しています。リン酸を放出する過程でエネルギーが産生されます。

ATPがエネルギーとして使用されるとADP（アデノシン2リン酸）とAMP（アデノシン1リン酸）が増えます。

私たちが食事によって体内に取り入れる栄養素のうちエネルギー源になるのは糖質・脂肪・たんぱく質の3つです。

これらの栄養素は呼吸によって取り入れた酸素によってゆっくり燃焼してエネルギーを作り出し、体の運動や細胞の活動や体温維持など生命の維持に消費されます。

摂取エネルギーが消費エネルギーより多いと余分なエネルギーは脂肪となって貯蔵されます。

◆ミトコンドリアはATPを産生する細胞小器官

ヒトの血液100ml中には空腹時でおよそ70～110mgのブドウ糖が存在します。これを血糖と言います。

ブドウ糖は血液中から細胞に取り込まれ、①解糖《かいとう》、②TCA回路、③電子伝達系（呼吸鎖）における酸化的リン酸化を経て、エネルギー（ATP）が取り出されます。

解糖では酸素を使わないでブドウ糖に保存されているエネルギーのうち少量が使用可能なATPとして取り出されます。

酸化的リン酸化はミトコンドリアで酸素を使って行われ、大量のATPを産生できます。

ミトコンドリアは赤血球以外の全ての細胞に存在する細胞小器官です。1個の細胞当たり平均で300～400個のミトコンドリアが存在します。

肝臓や腎臓や筋肉や脳など代謝が活発な細胞には数千個のミトコンドリアが存在し、細胞質の40％程度を占めています。

体全体では1京個（1兆の1万倍）以上あり、全部で体重の約10％を占めると言われています。

ミトコンドリアは好気性細菌のα－プロテオバクテリアが原始真核細胞に寄生したものという「細胞内共生説」が定説になっています。

まだ酸素が無い太古の地球に生きていた生物は解糖系のみでエネルギーを得ていました。

ところが、海中に発生した藻類が光合成によって吐き出す酸素が大気中に増えていくと、酸素の無い環境で生きていた生物は酸化力の強い酸素に触れることでダメージを受けるようになります。

そのためこの時期には原始真核生物の多くが絶滅し、あるいは酸素の影響を受けることのない深海などに移動していきました。

このような状況で誕生したのが、酸素を使ってATPを生成する好気性細菌です。

そして、約20億年前に好気性細菌のα－プロテオバクテリアが原始真核細胞に寄生して

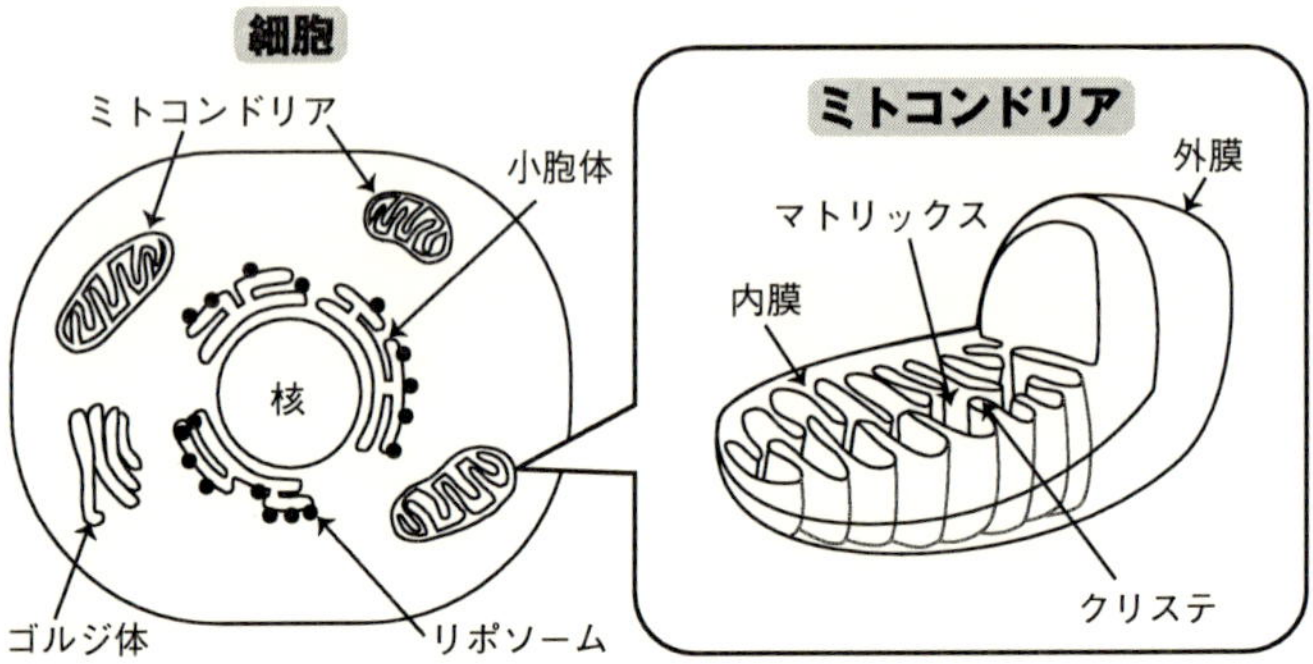

図１：細胞内には機能を分担するために、様々な小器官が存在する。ミトコンドリアは酸素を使って糖質や脂肪酸を燃焼してＡＴＰを産生する細胞内の発電所である。

ミトコンドリアになったと考えられています。

好気性細菌は生体にダメージを与える酸素をブドウ糖に結合させ、二酸化炭素と水に分解し、さらにその過程でＡＴＰを大量に生成することができます。

この細胞内共生によって酸素が豊富な環境で生物が急速に進化することになります。

このように、ミトコンドリアはかつて細菌であったため、そのため見かけは細菌に似ています。

直径は1ミクロン（1ミクロンは1000分の1ミリ）以下で、長さは1～4ミクロン程度で、俵型やいも虫様の立体構造をしています。

ミトコンドリアは2枚の膜（内膜と外膜）によっ

て細胞質から隔てられ、内膜は複雑に入り組んで「クリステ」という無数の襞《ひだ》や管を形成しています。

内膜が襞状にくびれているのは、表面積を増やすためで、この内膜でATPの産生が行われています。内膜上に電子伝達系やATP合成にかかわる酵素群などが一定の配置で並んでいます。

マトリックス（内膜に囲まれた内側）には、TCA回路や物質合成に関わる酵素やミトコンドリア独自のDNAなどが含まれています（図1）。

◆細胞はブドウ糖を燃焼してエネルギーを産生する

ブドウ糖は、食事中の糖質が小腸で消化酵素によって分解されてできる単糖（糖類の最小単位）です。

穀物に含まれる澱粉《でんぷん》はブドウ糖が多数結合したもので、砂糖はブドウ糖と果糖が結合した二糖類で、これらの糖質は消化管でブドウ糖や果糖に分解されて体内に吸収されます。

消化管から吸収されたブドウ糖は、門脈血《もんみゃくけつ》（胃や腸などの消化器系と脾臓から肝臓に流入する静脈血）からまず肝臓に運ばれて肝細胞に取り込まれ、一部は肝静脈を経て全身（脳や骨格筋や心臓など）へ供給されます。

自動車のエンジンを動かすガソリンは燃焼によってエネルギーを産生しますが、ブドウ糖はガソリンのように炎を出して燃えるわけではなく、細胞内でゆっくりと化学的に燃えて、ＡＴＰや熱を産生します。

ブドウ糖がピルビン酸になる過程を「解糖」と言います。

この酵素反応は細胞質で行われます。

炭素数６個のブドウ糖（$C_6H_{12}O_6$）１分子が、数段階の酵素反応を経て炭素数３個のピルビン酸（$C_3H_4O_3$）２分子に分解される過程で２分子のＡＴＰが生成されます。

ピルビン酸は酸素の供給がある状態ではミトコンドリア内に取り込まれてアセチルＣｏＡという物質に変換され、ＴＣＡ回路と電子伝達系によってさらにＡＴＰの産生が行われます。

ＴＣＡ回路はミトコンドリアのマトリックスで行われます。

ＴＣＡはトリカルボン酸（tricarboxylic acid）の略語です。トリカルボン酸とは３つのカルボキシル基（－COOH）を持つクエン酸のことで、クエン酸回路とも言います。ＴＣＡ回路の１番目の酸がクエン酸だからです。この回路の発見者のハンス・クレブス（Hans Krebs）の名前をとってクレブス回路とも呼ばれます。

クレブス博士はＴＣＡ回路の解明で１９５３年にノーベル賞を受賞しています。

ＴＣＡ回路ではアセチルＣｏＡが段階的に代謝される過程でエネルギーの元になる電子が発生し、NADH（還元型ニコチンアミドアデニンジヌクレオチド）と$FADH_2$（還元型フラビンアデニンジヌクレオチド）として捕捉されます。

ＴＣＡ回路ではＡＴＰは１分子も生成されませんが、ＴＣＡ回路で生成されたNADHや$FADH_2$は、ミトコンドリア内膜に埋め込まれた酵素複合体に電子を渡し、この電子は最終的に酸素に渡され、まわりにある水素イオンと結合して水を生成します。

このようにTCA回路で産生されたNADHやFADH$_2$の持っている高エネルギー電子をATPに変換する一連の過程を酸化的リン酸化と呼び、ミトコンドリア内膜のたんぱく質や補酵素間で電子のやり取りを行うシステムを電子伝達系と呼びます。

電子伝達系は呼吸鎖とも呼ばれ、酸素の存在下に電子伝達体（NADHとFADH$_2$）の再酸化によって大量のATPが合成されます。

こうしてつくられたATPはミトコンドリアから細胞質へ出て行き、そこで細胞の活動に使われます。

酸素を使ってブドウ糖を燃焼させると、効率的に大量のATPを産生できるメリットがありますが、活性酸素が発生するというデメリットもあります。

活性酸素は反応性の亢進した酸素由来の分子で、他の分子を酸化してダメージを与え、細胞の老化やがん化の原因になります。

◆ミトコンドリアは増やすことができる

ミトコンドリアは元々は細菌であったので、ミトコンドリア独自のDNAを持ち、分裂して増殖することができます。

α－プロテオバクテリアの頃の遺伝子の大半は細胞の核のDNAに移行していますが、ミトコンドリア固有の遺伝子の一部はミトコンドリア内のDNAに存在しています。

すなわち、ミトコンドリアを構成するたんぱく質には、核内DNAに遺伝情報が保存されているものと、ミトコンドリア内のDNAに遺伝情報が保存されているものがあります。

核内DNAに遺伝情報が保存されているミトコンドリアたんぱく質は、細胞質で合成された後、ミトコンドリア外膜と内膜を通過してミトコンドリア内部に輸送されてきます。

酸化的リン酸化に関与するたんぱく複合体の85種類のサブユニットのうち13種類のたんぱく質を作成する遺伝子がミトコンドリアDNAに存在します。

ミトコンドリアでの酸化的リン酸化が正常に行われるためには、細胞核とミトコンドリアに存在するDNAの両方が必要です。

ミトコンドリアDNAを欠損させると、ミトコンドリアでの酸素呼吸（酸化的リン酸化）が起こりません。

ミトコンドリアでは酸素呼吸をするために活性酸素が多く産生され、そのためにミトコンドリアＤＮＡの損傷が起こりやすくなっています。ミトコンドリア内での活性酸素の産生増加はミトコンドリアＤＮＡの複製を妨げ、その量が次第に減少します。

しかし、細胞内のミトコンドリアの増殖を刺激することによって、細胞内のミトコンドリアの数と量を増やすことができます。

その方法として、ペルオキシソーム増殖因子活性化受容体（Peroxisome proliferator-activated receptor：ＰＰＡＲ）のリガンド（作動薬）、ＡＭＰ活性化プロテインキナーゼ（ＡＭＰＫ）を活性化する糖尿病治療薬のメトホルミン、カロリー制限、ケトン体のβ－ヒドロキシ酪酸などが報告されています。

細胞内で新しいミトコンドリアが増えることを「ミトコンドリア新生」や「ミトコンドリア発生」と呼んでいます。通常、既存のミトコンドリアが増大して分かれて増えていきます。

ミトコンドリア新生で重要な働きを担っているのが、ＰＧＣ－１α（Peroxisome Proliferator-activated receptor gamma coactivator-1α）です。

日本語訳は「ペルオキシソーム増殖因子活性化受容体γコアクチベーター１α」です。ＰＰＡＲのリガンド（ベザフィブラートなど）やメトホルミンやカロリー制限やβ－ヒドロキシ酪酸はこのＰＧＣ－１αを活性化する作用があります。

◆ミトコンドリアを増やすとがん細胞の増殖や浸潤が抑制される

がん細胞のミトコンドリア新生を刺激してミトコンドリアを増やすと、細胞のがん化や悪性進展が阻止されることが報告されています。

高脂血症治療薬のベザフィブラートはミトコンドリアを増やす作用があります。

ベザフィブラートはペルオキシソーム増殖因子活性化受容体（ＰＰＡＲ）のアゴニスト（作動薬）です。

ＰＰＡＲにはアルファ型、ガンマ型、デルタ型の3種類のサブタイプがありますが、ベザフィブラートはこの3種類のＰＰＡＲの全てを活性化する作用があります。

多くのがん細胞でミトコンドリアでの酸素呼吸が低下していますが、この現象ががん細胞の発生や悪性進展においてどのような役割を担っているかを明らかにするために、ベザフィブラートを培養したがん細胞に投与し、がん細胞のミトコンドリアを増やすとどうなるかが研究されています。

実験の結果、ミトコンドリアを増やし酸化的リン酸化を亢進させると、がん細胞の増殖能や浸潤能は低下し、がんの進展が阻止されることが明らかになっています。


多くのがん細胞で、ミトコンドリアでの酸素呼吸（酸化的リン酸化）が低下していることが知られています。

解糖系が亢進し、乳酸が増え、がん細胞の周囲が酸性化すると、がん細胞が周囲組織に浸潤しやすくなり、転移が促進されます。組織の酸性化は血管新生も亢進します。

ミトコンドリアＤＮＡを欠損させて、ミトコンドリアでの酸化的リン酸化を阻害すると、がん細胞は悪性度を増し、浸潤や転移が促進されることが報告されています。

PGC-1αの亢進とがん細胞の増殖・浸潤・転移の抑制

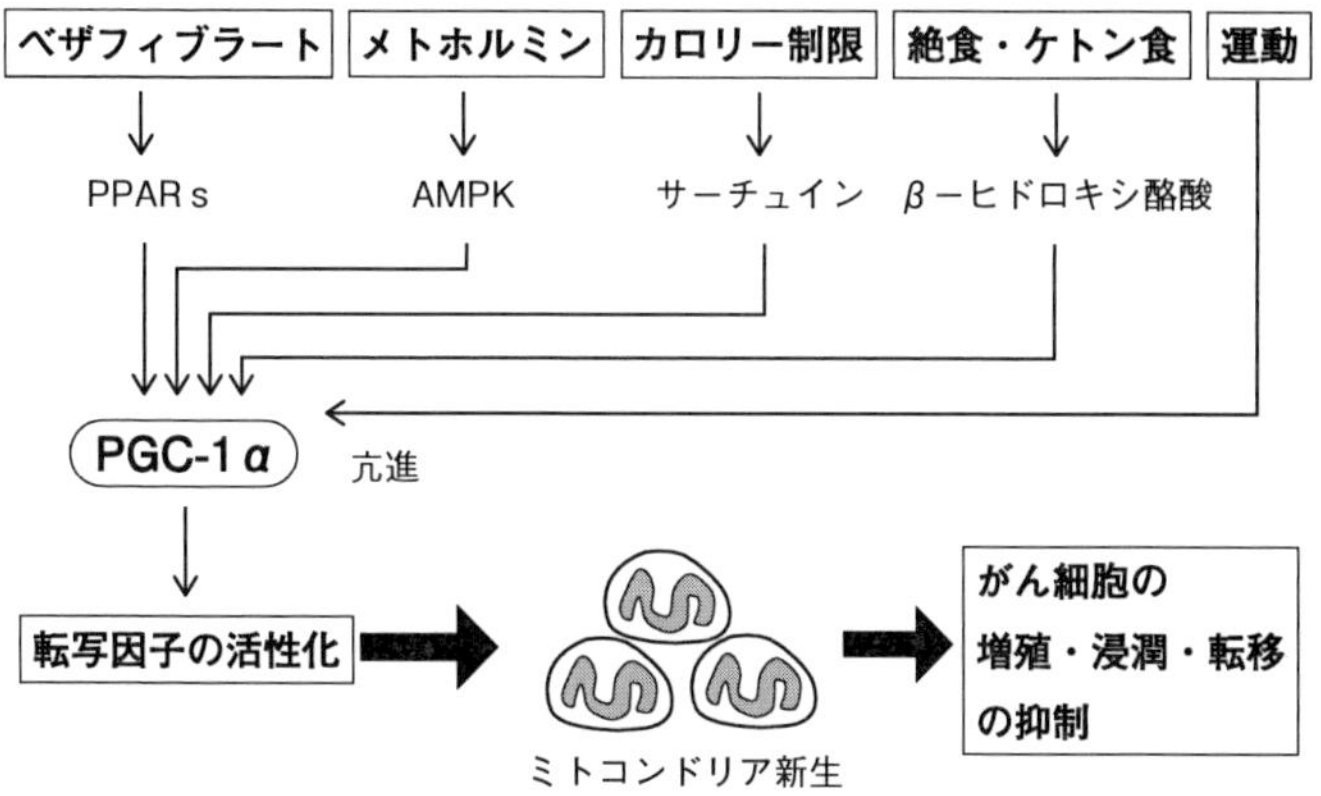

図２：ベザフィブラート、メトホルミン、カロリー制限、絶食およびケトン食、運動は様々な機序でPGC-1αを活性化する。PGC-1αは様々な転写因子を活性化してミトコンドリア新生を亢進し、細胞内のミトコンドリアの数と量を増やす。ミトコンドリアの酸素呼吸の亢進は、がん細胞の増殖・浸潤・転移を抑制する。

逆に、がん細胞のミトコンドリアの機能を活性化させると、がん細胞の浸潤や転移が抑制されるという実験結果が報告されています。

ミトコンドリア新生を促進するPGC－1αは転写因子のPPAR－γと結合して、PPAR－γの転写活性を高める因子として見つかりました。

PGC－1αは核内受容体を中心とするさまざまな転写因子と結合し標的遺伝子の発現を制御するたんぱく質です。骨格筋、心筋、脂肪組織、脳などの臓器においてミトコンドリアの生合成および酸化的リン酸化を促進するなど細胞のエネルギー産生を制御する役割が知られています。

運動すると骨格筋のPGC－1α量が増えます。

絶食すると増えてくるケトン体のβ－ヒドロキシ酪酸はPGC－1αたんぱく質の発現を亢進します。

カロリー制限は長寿遺伝子のサーチュインを活性化し、PGC－1αの発現を亢進します。

糖尿病治療薬のメトホルミンはAMP活性化プロテインキナーゼ（AMPK）を活性化してPGC－1αの発現と活性を亢進します。

高脂血症治療薬のベザフィブラートはPPARを活性化し、PGC－1αの発現量を増やし、ミトコンドリア新生を促進します。

これらを使ってがん細胞のミトコンドリア機能を活性化すると解糖系が抑制され、乳酸の産生が減少し、がん細胞の増殖や浸潤が抑制されることが明らかになっています。

がん細胞のミトコンドリアの酸素呼吸を活性化すると、がん細胞の悪性度は低下するの

です。（図2）

◆ミトコンドリアは細胞の生存と死の両方を制御している

これまで述べてきたとおり、ミトコンドリアは酸素を使ってブドウ糖や脂肪酸やアミノ酸を燃焼してエネルギーのATP（アデノシン3リン酸）を産生する働きがあります。細胞の発電所のような器官です。

そして、ミトコンドリアはATPの産生以外に、カルシウム代謝の制御、様々な物質の合成、アポトーシス（細胞死）の制御など重要な細胞機能を担っています。

アポトーシスは、形態学上は、核の凝集と細胞収縮とDNAの断片化などによって特徴づけられる細胞死の一種です。

個体の発生段階で、過剰にできた細胞を選択的に除去し器官形成を完成するのに必要なプロセスです。

老化した細胞や修復不能なダメージを受けた細胞を除去する際にもアポトーシスのメカニズムで細胞死が起こります。

このアポトーシスの過程は極めて複雑ですが、ミトコンドリアに存在するたんぱく質が重要な役割を果たしています。

例えば、電子伝達系で働くチトクロームCは、ミトコンドリアから放出されると、タンパク分解酵素群が次々に活性化されて細胞死へと導きます。

チトクロームC以外にもミトコンドリアからアポトーシスを促進する因子が数多く知られています。

また、ミトコンドリア膜に存在するＢＣＬ２タンパクファミリーは多量体チャネルを形成してアポトーシスを制御しています。

すなわち、ＢＣＬ２ファミリーには、アポトーシスを阻止するたんぱく質、反対にアポトーシスを促進するたんぱく質があり、チトクロームCなどのアポトーシス促進因子の放出を制御することによってアポトーシスの実行を制御しています。

ミトコンドリアがエネルギー産生による生存過程だけでなく、細胞死にも深く関わっている意味は不明です。

しかし、太古の昔に真核細胞とミトコンドリアの元になった好気性細菌が共生するようになった時、ミトコンドリアは生存に必要なＡＴＰ産生と細胞死を支配することによって真核細胞と細菌の運命共同体として関係を強化したのかもしれません。

がん治療においては、ミトコンドリアが細胞死の決定権を握っているという点が重要です。ミトコンドリアのこの働きを利用することによってがん細胞を自滅できるからです。

ミトコンドリアの働きを理解すると、有効ながん治療のヒントが得られます。

第2章

ミトコンドリアの異常ががん細胞を発生させる

◆がんは身内の反乱

一般的に人体の細胞の数は約60兆個と言われていますが、最近の論文では約37兆個と報告されています。（Annals of Human Biology,40: 463-471, 2013）

体の大きさ（体積）によって体を構成する細胞の数も変わりますが、凡そ30～40兆個という膨大な数の細胞が人体の様々な働きに関わっていることになります。特定の機能を持った細胞が集まって、脳や心臓や肺や肝臓などの臓器や組織を形成しています。

それぞれの細胞の分裂や増殖は遺伝子の働きによって厳密にコントロールされており、自分勝手に増殖することはありません。

しかし、ある種の遺伝子の働きに異常が起こると、必要もないのに勝手に増殖する細胞に変化することがあります。

この異常な細胞によって作られた塊を「腫瘍《しゅよう》」とよび、良性腫瘍と悪性腫瘍に区別されます。

良性腫瘍は増殖が遅く局所的に細胞の塊を作るだけですが、悪性腫瘍は周囲の正常な細胞や組織をも破壊してしまう性質を持ち、さらに血液やリンパ液に乗って離れた臓器やリンパ節に飛んで行き、そこで新たな腫瘍を形成します。これを転移と言います。悪性腫瘍は無限に増殖しつづけ、ついには宿主である人間を死にいたらしめる病気です。

医学的には、粘膜上皮細胞や肝臓細胞など上皮系細胞から発生する悪性腫瘍を「癌《がん》」といい、筋肉・骨・軟骨・神経・線維《せんい》芽《が》細胞《さいぼう》などの間質《かんしつ》系《けい》細胞《さいぼう》から発生する悪性腫瘍を「肉《にく》腫《しゅ》」と呼びますが、この本では悪性腫瘍をまとめて「がん」と記載しています。

◆細胞のがん化は遺伝子異常だけでは説明できない

個々の細胞の働きを根本的に制御しているのは、細胞核の染色体に存在する遺伝子です。「遺伝子」というのは、遺伝情報を担う構造単位で、通常1つのたんぱく質を作り出すことができる情報を持っています。この遺伝情報は染色体中のDNA（デオキシリボ核酸）

に書き込まれています。

一つの細胞核に含まれる染色体の一組をゲノムといい、ヒトの場合1ゲノムは46個（22対の常染色体と1対の性染色体）の染色体があります。

1ゲノム中には合計約30億塩基対の塩基配列情報が記録されており、これに含まれる遺伝子の数は2万2000個程度であることが明らかになっています。

遺伝子（DNA）の情報がメッセンジャーRNAに転写され、さらにたんぱく質が合成されることによって細胞の構造や機能に変化が生じる過程を「遺伝子発現」と言います。

体の中の全ての細胞は同じ遺伝子を持っていますが、細胞の種類によって発現している遺伝子の種類に違いがあります。

通常の細胞では全遺伝子の数分の一しか発現しておらず、発現している遺伝子の種類の違いがそれぞれの細胞の機能の違いの原因となっています。

DNAの遺伝情報には、細胞を形作り機能させるためのたんぱく質の作り方と、その発現の量や時期を調節するために必要なマニュアルが組み込まれています。

したがって、この遺伝子情報に誤りが生じるとその細胞の働きに異常が生じます。

例えば、正常な細胞であれば、止めどなく分裂増殖を繰り返すということはありません。

それは遺伝子情報によって、分裂増殖のペースや限度が厳密に制御されているからです。

しかし、この細胞増殖をコントロールしている遺伝子（がん遺伝子やがん抑制遺伝子）に異常が生じると細胞は際限なく分裂を繰り返すがん細胞となります。


発がんに関係している人間の遺伝子として１００種類以上が知られており、そのうちの数個から十数個の遺伝子の異常（突然変異や発現異常）が起こった時に、正常な増殖制御を行うことができなくなり、がん細胞が発生すると考えられています。

誤りを起こす原因は、ＤＮＡに傷がついて間違った塩基に変換したり、遺伝子が途中で切れたりするためです。これをＤＮＡの「変異」と呼び、ＤＮＡ変異を引き起こす物質を変異原物質とよびます。

環境中には、たばこ・紫外線・ウイルス・添加物など変異原物質が充満しています。変異原物質は、活性酸素のように体内でのエネルギー産生や物質代謝や慢性炎症の過程でも作られます。

以上のように、「細胞のがん化は遺伝子の突然変異や発現異常で起こる」という「体細胞突然変異説」が腫瘍生物学の研究者のコンセンサスになっています。

しかし、「がん細胞は遺伝子変異によって発生する」という考えだけでは説明できない研究結果も数多く報告されています。

その代表が、「ミトコンドリアの異常ががん細胞を発生させる」という考えです。

◆がん細胞はミトコンドリアの機能が低下している

前述のように、「細胞核の遺伝子（DNA）の突然変異が蓄積して、細胞の増殖や死の制御に異常を来して、がん細胞になる」というのが、一般に認められた発がんメカニズムです。

しかし、「ミトコンドリアの異常ががん細胞の発生の重要な要因になっている」あるいは「ミトコンドリアの異常で細胞はがん化する」という考えや実験結果は古くからあります。体細胞突然変異説を支持する研究結果が圧倒的に多いので、「ミトコンドリア発がん説」は一般には認められていませんが、最近、再度この「がん細胞はミトコンドリアの異常によって発生する」という説が注目されてきました。

ミトコンドリア発がん説を最初に提唱したのは、オットー・ワールブルグ（Otto Warburg：1883-1970）です。今から90年以上も前のことです。

ワールブルグ博士は呼吸酵素（チトクローム）の発見で1931年にノーベル生理学・医学賞を受賞したドイツの生化学者です。

細胞生物学や生化学の領域で重大な基礎的発見を次々に成し遂げ、呼吸酵素以外の研究でも何回もノーベル賞候補になった偉大な科学者です。そのワールブルグ博士が最も力を注いだのががん細胞のエネルギー代謝の研究です。

ベルリンの当時のカイザー・ヴィルヘルム生物学研究所（現在のマックス・プランク研

究所）にいたワールブルグ博士とその共同研究者たちが初めて、動物や人間の多くの腫瘍のブドウ糖（グルコース）の取り込みとエネルギー産生量を測定しました。

生体内および試験管内での測定において、正常細胞に比べてがん細胞ではブドウ糖の取り込み量が数倍に増えており、ブドウ糖からの乳酸の産生量が増加していることをワールブルグ博士は明らかにしました。

正常細胞でも酸素が無い条件では乳酸の産生が増えます。これを嫌気性解糖と言います。例えば、全力で短距離を走るときのように、筋肉が短時間で大量のエネルギーを必要として酸素の供給が間に合わないときは嫌気性解糖系でＡＴＰを作ります。このとき乳酸が大量に作られます。しかし、有酸素運動のように酸素が十分に存在すれば、ミトコンドリアでの代謝が増え、乳酸への変換は抑制されます。

ワールブルグ博士は、がん細胞では酸素が十分に利用できる条件でも、乳酸の産生が増えていることを明らかにしたのです。

酸素が十分にある状況でもがん細胞がブドウ糖の取り込みを増やし乳酸の産生を増やす

現象をワールブルグ効果（Warburg effect）あるいは好気性解糖と呼んでいます。「好気性解糖」とは、酸素が十分に存在する好気性条件でも、酸素を利用しない嫌気性解糖と同じ方法でエネルギー産生を行っていることを意味します。

そこでワールブルグ博士は、「がん細胞における好気性解糖はミトコンドリアでの酸素呼吸（酸化的リン酸化）の異常によって引き起こされる」という仮説を立てました。

つまり、ワールブルグ博士自身は、ミトコンドリアにおける酸化的リン酸化の機能欠損が細胞のがん化の原因だと考えていたのです。

しかし、その後の研究で、多くのがん細胞においてミトコンドリアでの酸素呼吸の機能は維持されていることが明らかになっています。

様々ながん遺伝子の異常や活性化が、がん細胞のワールブルグ効果の成り立ちに関与していることが明らかになっています。最近では、ミトコンドリアの異常が逆行的に細胞核の遺伝子発現やシグナル伝達系に影響することも報告されています。

◆正常なミトコンドリアは腫瘍形成能を抑制する

がん細胞では、ミトコンドリアの形態や機能に様々な異常が報告されています。そして、がん細胞のミトコンドリアが正常に働くとがん細胞としての性質（増殖や転移する性質）が抑制されることが知られています。

例えば、核を抜き出した正常細胞とがん細胞を細胞融合させると、がん細胞は腫瘍組織を作る能力が無くなることが報告されています。

すなわち、がん細胞に移入された正常細胞のミトコンドリアが、がん細胞の悪性の性質（腫瘍組織を作る能力）を抑制することができるということです。

これは、がん細胞の発生メカニズムは遺伝子変異だけでは説明できず、ミトコンドリアが何らかの関与をしていることを示唆しています。

ミトコンドリアでの酸素呼吸は細胞の分化（細胞の構造や機能が特殊化していくこと）に必要であり、酸素呼吸が行われないと、嫌気性解糖系の活性化、脱分化、無制限の増殖が起こるという実験結果も報告されています。

例えば、ミトコンドリアＤＮＡを欠損させた細胞を作ってミトコンドリアでの酸素呼吸（酸化的リン酸化）を起こさないようにすると、その細胞はがん細胞の性質を獲得し、腫瘍を形成することが報告されています。

これは、ミトコンドリアでのエネルギー産生の障害が長く続くことが発がん過程において重要なステップになることを示唆しています。

悪性度の高いがん細胞に正常細胞のミトコンドリアを細胞融合によって導入すると、そのがん細胞としての性質を喪失するという実験結果が報告されています。

がん細胞に正常細胞のミトコンドリアを導入すると、がん細胞の様々な悪性形質（無制限の増殖、無酸素下での生存、アポトーシス抵抗性、抗がん剤抵抗性、周囲組織への浸潤、遠隔臓器への転移、マウスへの移植腫瘍の形成能などの性質）が喪失するというのです。

がん細胞の核の存在下でもミトコンドリア機能が正常であれば腫瘍性が消失するということは、細胞核の遺伝子異常（体細胞突然変異）よりもミトコンドリアの機能異常の方が重要かもしれないという可能性を示唆しています。

◆ミトコンドリアの酸化的リン酸化を阻害すると細胞ががん化する

1章でもお話ししましたが、ミトコンドリアは2枚の膜（内膜と外膜）によって細胞質から隔てられ、内膜は複雑に入り組んで「クリステ」という無数の襞や管を形成しています。

内膜が襞状にくびれているのは、表面積を増やすためで、この内膜でATPの産生が行われています。

内膜上に電子伝達系やATP合成にかかわる酵素群などが一定の配置で並んでいます。マトリックスには、TCA回路に関わる酵素やミトコンドリア独自のDNAなどが含まれています。

ミトコンドリアは酸素を使ったエネルギー（ATP）産生だけでなく、脂肪酸合成や、アミノ酸や核酸や鉄の代謝、無機イオンの細胞内恒常性の維持、細胞のシグナル伝達、細胞死（アポトーシス）の制御などに重要な役割を果たしています。

好気性細菌の時代に持っていたDNAの多くは、寄生した細胞の核に取り込まれていります。しかし、幾つかのDNAはまだミトコンドリアに残っています。ミトコンドリアでの酸化的リン酸化が正常に行われるためには、細胞核とミトコンドリアに存在するDNAが必要です。

ミトコンドリアDNAを欠損させると、ミトコンドリアでの酸素呼吸（酸化的リン酸化）が起こりません。

最近の研究で、ミトコンドリアDNAの減少は、がん細胞の悪性進展やがん患者の予後不良と相関していると報告されています。

多くのがん細胞でミトコンドリアDNAの欠損や異常が明らかになっています。

ミトコンドリアDNAに存在する酸化的リン酸化に関連する遺伝子の欠損は、培養細胞を使った実験では細胞が悪性形質を示すようになり、マウスの移植腫瘍の実験では腫瘍形成能を獲得することが明らかになりました。

つまり、ミトコンドリアでの酸化的リン酸化が阻害されると、細胞はがん化するという結論です。

細胞のがん化においては、体細胞突然変異（核遺伝子の変異）とミトコンドリアの機能異常が相互に密接に作用しあって、がん細胞の様々な異常を引き起こしているのです。

このように遺伝子の突然変異だけでなく、ミトコンドリアの異常が細胞のがん化に関与しているという点が重要です。ミトコンドリアを正常化させると、がん細胞の悪性形質を低下できる可能性があるからです。

◆ミトコンドリアでの酸化的代謝ががん細胞の増殖と転移を抑制する

ミトコンドリアでの酸化的リン酸化を阻害すると細胞ががん化するということは、ミトコンドリアでの酸素呼吸を亢進するとがん細胞の悪性形質（増殖や転移や浸潤能）を抑制できる可能性を示唆しています。

がん細胞のエネルギー産生は解糖系に依存していますが、ミトコンドリアでの酸化的リン酸化が亢進すると活性酸素の産生量が増え、酸化傷害によるダメージで増殖抑制や細胞死を起こすことになります。

がん細胞内では活性酸素の産生量が増えており、抗酸化システムを活性化して酸化傷害を防いでいます。

抗酸化システムというのは、細胞内で抗酸化酵素（スーパーオキシド・ディスムターゼ、カタラーゼなど）や抗酸化物質（グルタチオンやチオレドキシンなど）によって活性酸素を消去して、酸化傷害によるダメージを軽減しようとする防御機構です。

がん細胞はこの抗酸化システムを利用して、放射線や抗がん剤による細胞死に抵抗しています。

がん細胞内では代謝の亢進によって活性酸素の産生量が増えており、抗酸化システムを活性化して酸化傷害を防いでいます。

がん細胞は酸化ストレスを軽減するために余分のエネルギーを使うことになるので、酸化ストレスは増殖や転移を抑制する方向で作用しています。

酸化ストレスというのは、活性酸素によるダメージによって細胞が負担（ストレス）を受けている状態です。

酸化ストレスはがん細胞が増殖・転移していく上で邪魔な存在であり、がん細胞は酸化ストレスを高めないように代謝が変更されています。それが、がん細胞でミトコンドリアでの酸素を使ったATP産生（＝酸化的リン酸化）が抑制されている理由になっています。

したがって、抗酸化剤をサプリメントとして摂取すると、がん細胞の酸化ストレスを軽減して助けることになるのです。

逆に、がん細胞のミトコンドリアでの酸化的代謝を亢進すると、増殖や転移を抑制できると考えられています。

◆がん細胞が転移する過程で活性酸素の産生が増える

正常細胞とがん化した細胞を区別する最も重要な形質と考えられるのが足場非依存性増殖です。

正常細胞が生存・増殖する際には「足場」を必要とします。がん細胞は足場がなくても生存し増殖できます。

足場というのは、「細胞外マトリックス」や「細胞間マトリックス」など細胞と細胞の間を埋める物質で、接着剤的役割を務めます。コラーゲン、プロテオグリカン、フィブロネクチンやラミニンといった糖たんぱく質などが主な成分です。

正常細胞はこのような足場がないと増殖できません。正常細胞は足場を除かれると、細胞周期が停止し、細胞死が誘導されます。足場を失ったことで誘導される細胞死をアノイキス（anoikis）と言います。

しかし、がん細胞は足場がなくても生存し増殖できます。

実験では軟寒天コロニー形成アッセイ法を用います。正常細胞は細胞がシャーレに接着していないと増殖できないのに対して、がん化した細胞は軟寒天中などの細胞接着のない浮遊状態でも増殖することができます。

細胞外マトリックスとの接着が無くなると細胞内では活性酸素種の産生が増え、アノイキスと呼ばれる特殊な細胞死が引き起こされます。一方、がん細胞ではミトコンドリアでの酸化的代謝を抑制して酸化ストレスを高めないようにしていることで、細胞死に抵抗性を持つので、転移を引き起こしているのです。

がん細胞のミトコンドリアを活性化して、活性酸素の産生量を増やすと増殖や転移を阻止できることが多くの実験で明らかになっています。

第3章

がん細胞には酸素を使いたくない理由がある

◆酵母は酸素があればアルコールを作らない

日本酒やビールやワインなどアルコールの醸造には酵母が必要です。酵母は酸素が無い条件では、糖を分解してエタノールと二酸化炭素を作る「アルコール発酵」という代謝系でエネルギーを産生しています。

発酵というのは、酵母や細菌などの微生物が、酸素の無い嫌気的条件でエネルギーを産生するための反応系です。ブドウ糖やショ糖などの有機化合物を分解してアルコールや有機酸や二酸化炭素などを生成します。乳酸菌が糖類を分解して乳酸を生成する反応も発酵です。

アルコール発酵では1分子のブドウ糖（グルコース）からエタノールと二酸化炭素を2分子ずつ生成します。

微生物は酸素を与えると発酵を行いません。酸素がある好気的な条件で酵母や細菌にブドウ糖を与えると、水と二酸化炭素に分解してしまいます。そのほうが多くのATPを産生でき、増殖に有利になるからです。

このように酸素を使ってブドウ糖を完全に分解して水と二酸化炭素にかえてATPを作る反応を「呼吸」と言います。これは動物の細胞が酸素を使ってATPを生成するために行っている反応と同じです。

発酵は酸素を使わないエネルギー産生法で、呼吸は酸素を使うエネルギー産生法です。発酵はブドウ糖やショ糖などの糖質しか原料になりません。脂肪酸やケトン体はミトコンドリアでしか代謝できないため、発酵の原料にはなりません。

ケトン体は飢餓時に肝臓で脂肪酸が分解してできる物質で、ブドウ糖の代わりのエネルギー源になります。（第7章で解説します）

◆動物細胞も酸素が無いと乳酸発酵（嫌気性解糖）を行う

動物の細胞は、基本的には酸素を使い、ミトコンドリアでブドウ糖や脂肪酸を分解（酸化）することによってエネルギーのＡＴＰを生成しています。

しかし、酸素の供給が間に合わないときは嫌気性解糖系でＡＴＰを作ります。

例えば、全力で１００ｍを走るときのように筋肉が短時間で大量のエネルギーを必要とするときは、筋肉細胞は嫌気的なブドウ糖の分解によってＡＴＰを作り、このとき乳酸が大量に作られます。

このような、細胞が無酸素状態でブドウ糖からＡＴＰを作る反応を嫌気性解糖といいます。

ブドウ糖からピルビン酸まで分解したあと、酸素があればピルビン酸はミトコンドリアに入ってＴＣＡ回路と酸素呼吸によってＡＴＰを生成します。

しかし、酸素が無い場合は、ピルビン酸は細胞質で乳酸に変換されます。

なぜ、ピルビン酸で止まらないで乳酸に変換されるかというと、解糖系で還元されたNADH（還元型ニコチンアミドアデニンジヌクレオチド）を酸化型の NAD^+ に戻すためです。

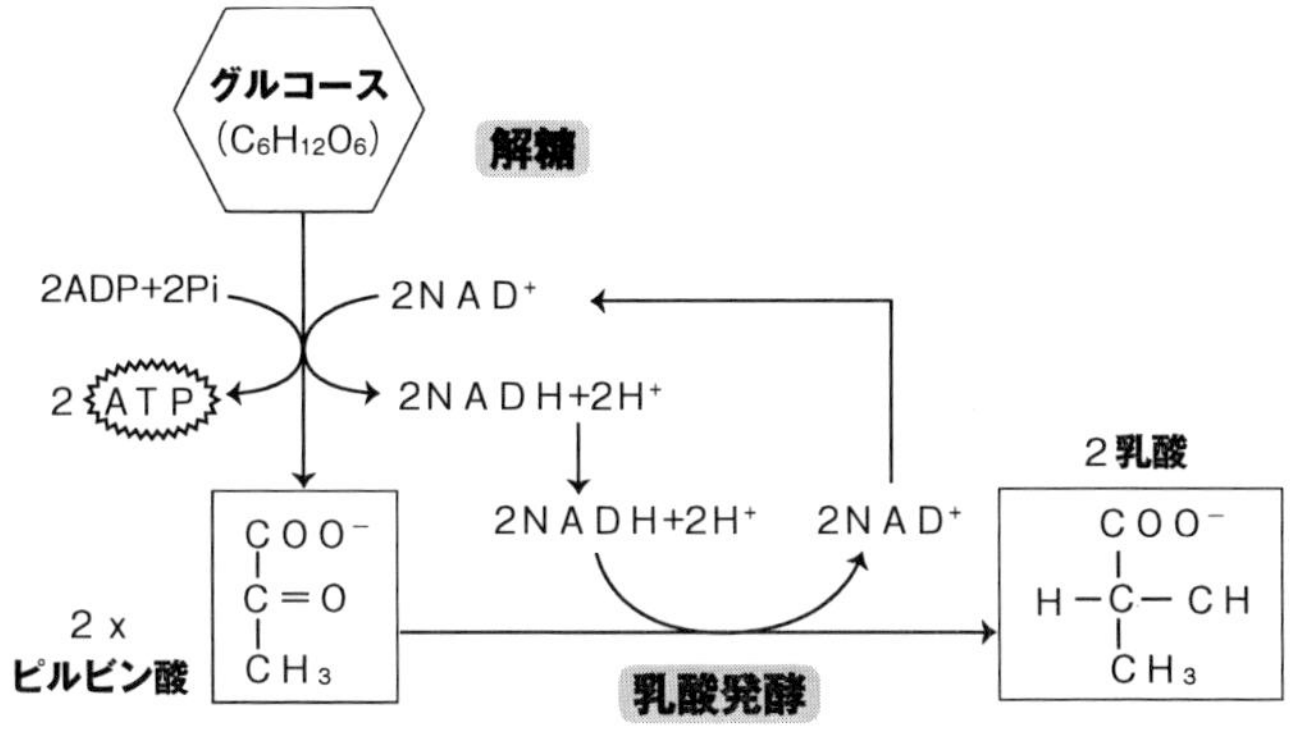

図3：解糖系ではグルコースからピルビン酸、ATP、NADH + H^+が作られる。乳酸発酵では、NADH + H^+を還元剤として用いてピルビン酸を還元して乳酸にする。乳酸に変換する反応によってNAD^+を再生することによって解糖系での代謝が続けられる。

NAD^+が枯渇すると解糖系が進行しなくなります（図3）。

NAD（ニコチンアミドアデニンジヌクレオチド）は酸化還元反応における電子伝達体として機能します。

NADは酸化型（NAD^+）と還元型（NADH+H^+）の2種類の形で存在し、NAD^+は解糖系の反応に必要で、解糖系で還元型になったNADH+H^+を酸化型（NAD^+）に戻すために乳酸が作られるのです。

この反応によって、酸素が無い状況でもブドウ糖を分解してATPの産生を続けることができます。

赤血球はミトコンドリアがないので、解糖

系でＡＴＰを産生し乳酸を生成しています。

筋肉や赤血球で産生された乳酸は血液で肝臓に運ばれ、乳酸脱水素酵素によってピルビン酸に変換され、ブドウ糖に再生されます。

この過程を「糖新生」と言います。再生されたブドウ糖は血中に放出されて、筋肉や赤血球などでエネルギー源として再利用されます。


このように、嫌気呼吸の過程において、赤血球や筋肉でブドウ糖から乳酸を作り、肝臓で乳酸からブドウ糖に戻すまでの経路をコリ回路（Cori cycle）と言います。

これを発見したカール・コリとゲルティー・コリの夫妻にちなんで命名されました。コリ回路は乳酸によるアシドーシス（酸性血症）を防ぐ働きがあります。

このコリ回路では、1分子のブドウ糖が解糖系で2分子の乳酸になる過程で2分子のＡＴＰが産生されますが、2分子の乳酸から1分子のブドウ糖が合成されるのに6分子のＡＴＰを消費します。

1分子のブドウ糖当たり4分子のＡＴＰが減少するので、コリ回路が働くとエネルギー

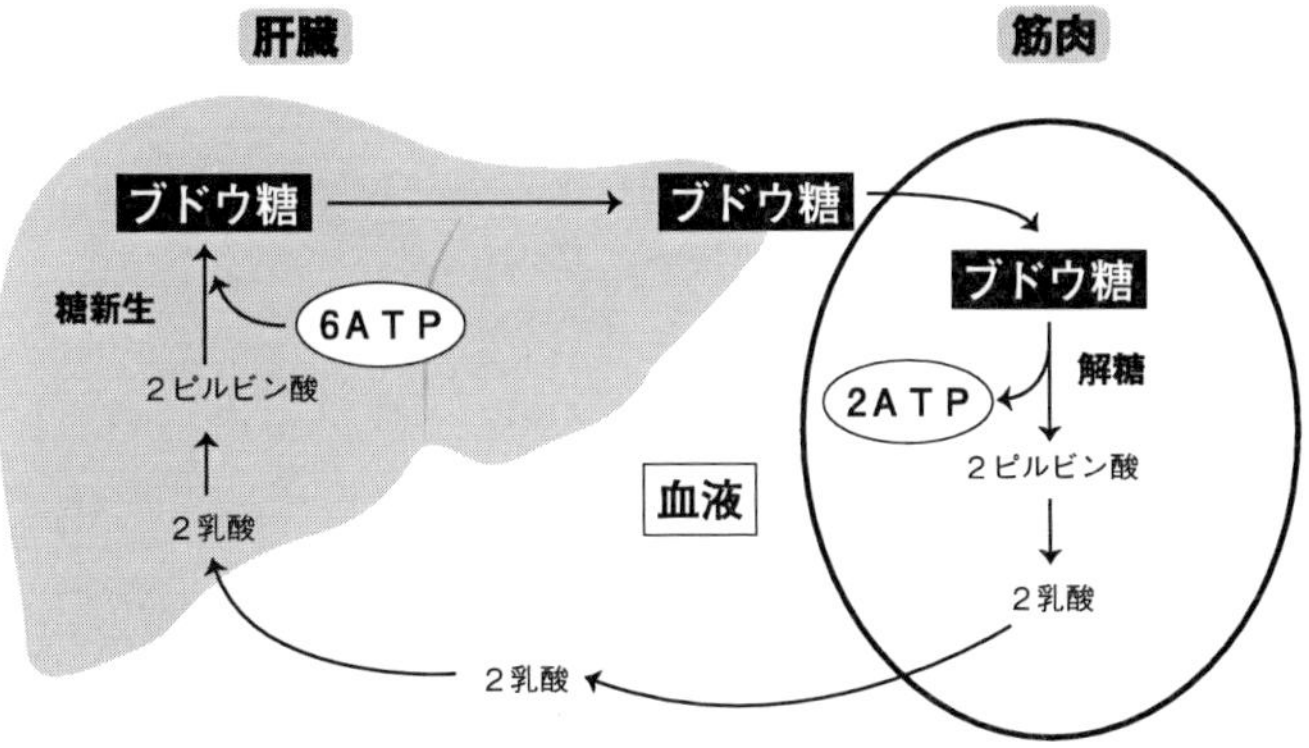

図４：激しい運動などで筋肉細胞が嫌気的なブドウ糖分解を行うと、生成された乳酸が血液の流れに乗って肝臓に運ばれて、糖新生によってブドウ糖が再生される。ブドウ糖は血中に放出されて赤血球や筋肉で再びエネルギーとして使われる。
１分子のブドウ糖当たり、嫌気呼吸で２分子のＡＴＰが生成し、糖新生で６分子のＡＴＰが消費されるため、正味４分子のＡＴＰが消費される。

を消費することになります（図４）。

前述のように、がん細胞では解糖系でのブドウ糖の分解が亢進し、乳酸の産生が増えています。

そのため肝臓では乳酸からブドウ糖を合成する糖新生が増えています。その結果、無駄なエネルギーが消費されます。

つまり、がん細胞における解糖系の亢進は、生体のエネルギーを無駄に消費させ、体重が減少する原因の一つになっています。

◆がん細胞はミトコンドリアでの酸化的リン酸化が抑制されている

がん細胞が数を増やしていくには、莫大なエネルギー（ＡＴＰ）と細胞を構成する成分（たんぱく質や脂質や核酸）が必要です。

がん細胞では正常細胞に比較して、数倍から数十倍のエネルギー産生と物質合成が行われています。

酸素を使った酸化的リン酸化では1分子のブドウ糖から32分子のＡＴＰを産生できるのに、嫌気性解糖系では2分子のＡＴＰしか産生できません。

（注：酸化的リン酸化で生成するＡＴＰの量は1分子のブドウ糖当たり30～38分子と様々な説があり確定していませんが、ここでは米国の生物学の教科書の〝Life:the Science of Biology〟の記述に準拠して32分子にしています）

さて、がん細胞では酸素が十分に利用できる状況でも、ミトコンドリアでの酸素呼吸（酸化的リン酸化）が抑制され、解糖系でのＡＴＰ産生に依存しています。

解糖系に依存したATP産生は非効率的で増殖には不利のはずです。1分子のブドウ糖から産生されるATPの量は、ミトコンドリアで完全に分解されると32分子であるのに対して、解糖系だけでは2分子しかできません。

しかし、がん細胞がエネルギー産生効率を犠牲にして酸化的リン酸化を抑制するのには訳があります。それは、細胞構成成分を合成する材料として多量のブドウ糖が必要になっているためです。

細胞が分裂して数を増やすためには核酸や細胞膜（主に脂質から構成される）やたんぱく質（アミノ酸から合成される）などの細胞構成成分を新たに作る必要があります。細胞は、解糖系やその経路から派生するペントース・リン酸経路などの細胞内代謝系によってブドウ糖の炭素骨格から核酸や脂質やアミノ酸を作ることができます。

つまり、エネルギー産生と物質合成を増やすという2つの目的を両立させるために、必然的にミトコンドリアでの酸化的リン酸化が抑制され、解糖系に依存したエネルギー代謝が亢進し、ブドウ糖の取り込みが亢進していると考えられます。

ミトコンドリアでブドウ糖の炭素骨格を全て二酸化炭素（CO_2）と水（H_2O）に分解すると細胞分裂のための細胞構成成分が作れなくなるからです。

正常細胞でも細胞分裂が亢進している場合には、がん細胞と同様に解糖系が亢進し、ミトコンドリアでの酸化的リン酸化は抑制されます。

つまり、増殖細胞においては、ブドウ糖をＡＴＰ産生と細胞構成成分の合成に使うために、解糖系やペントース・リン酸経路が亢進し、ミトコンドリアでの酸化的リン酸化が抑制されるのは、代謝の必然的な変化なのです（図５）。

◆がん細胞では酸素があっても解糖系が亢進している

正常細胞とがん細胞ではエネルギー産生の状況に大きな違いがあります。

正常細胞ではミトコンドリアで酸素を使って効率的にエネルギー（ＡＴＰ）を産生しているのに対して、がん細胞では酸素がある状況でもミトコンドリアでの酸素を使ったＡＴＰ産生（酸化的リン酸化）は抑制され、細胞質における解糖系によるＡＴＰ産生が亢進し

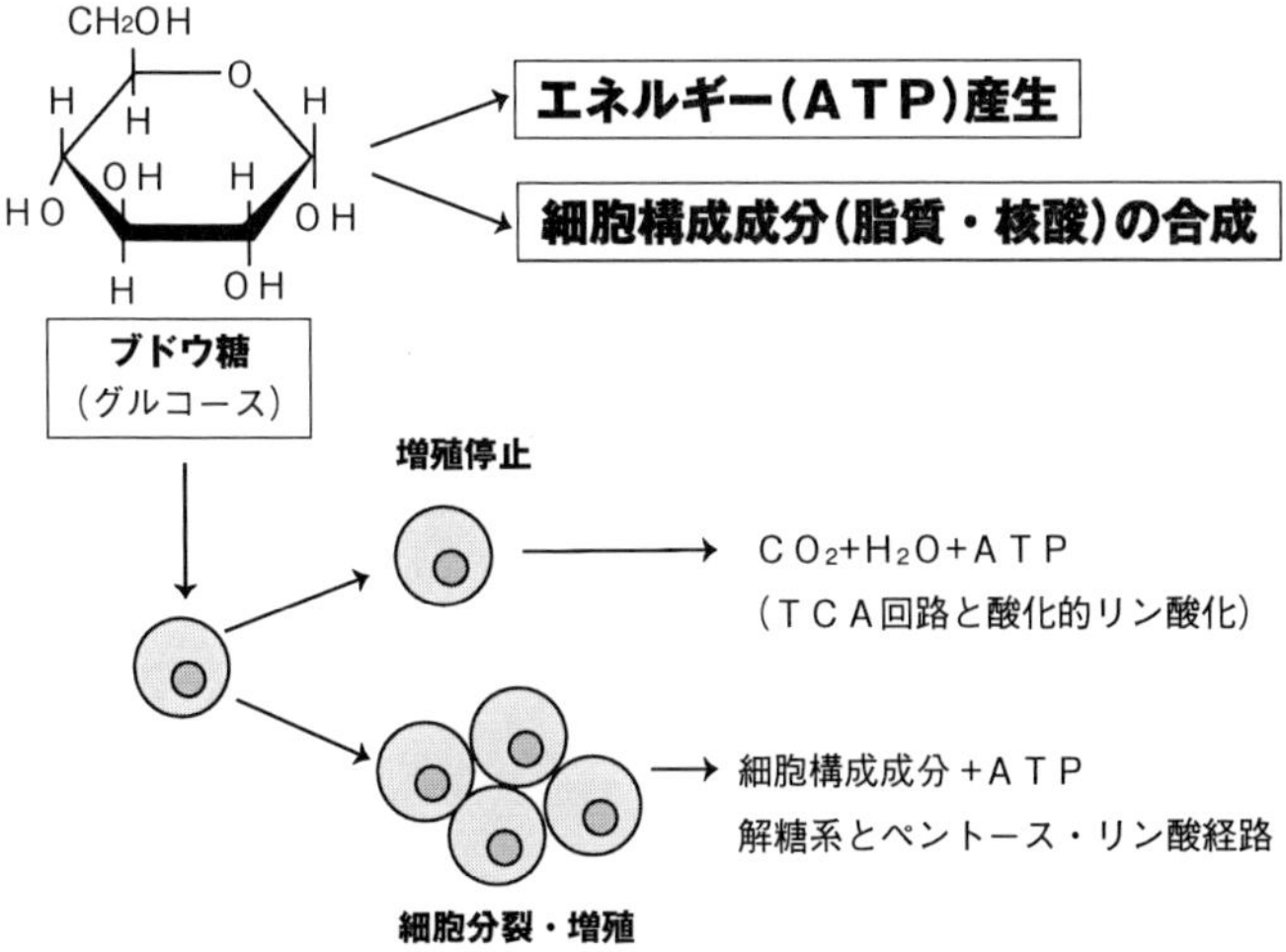

図5:細胞はブドウ糖を分解してエネルギー(ATP)を産生し、その炭素骨格を利用して核酸や脂肪酸などの細胞構成成分を合成する。
細胞が増殖を停止している場合は、細胞分裂のための細胞構成成分を作る必要がないので、取り込んだブドウ糖のほとんどをATP産生に使える。そのため、酸素を使って二酸化炭素と水にまで完全に分解することができる。
一方、細胞分裂して増殖している場合は、細胞を増やすために細胞構成成分(細胞膜や核酸など)を合成する材料としてブドウ糖を使うため、必然的にミトコンドリアでの完全分解は抑制され、解糖系とペントース・リン酸経路でのエネルギー産生と物質合成の両方が亢進することになる。

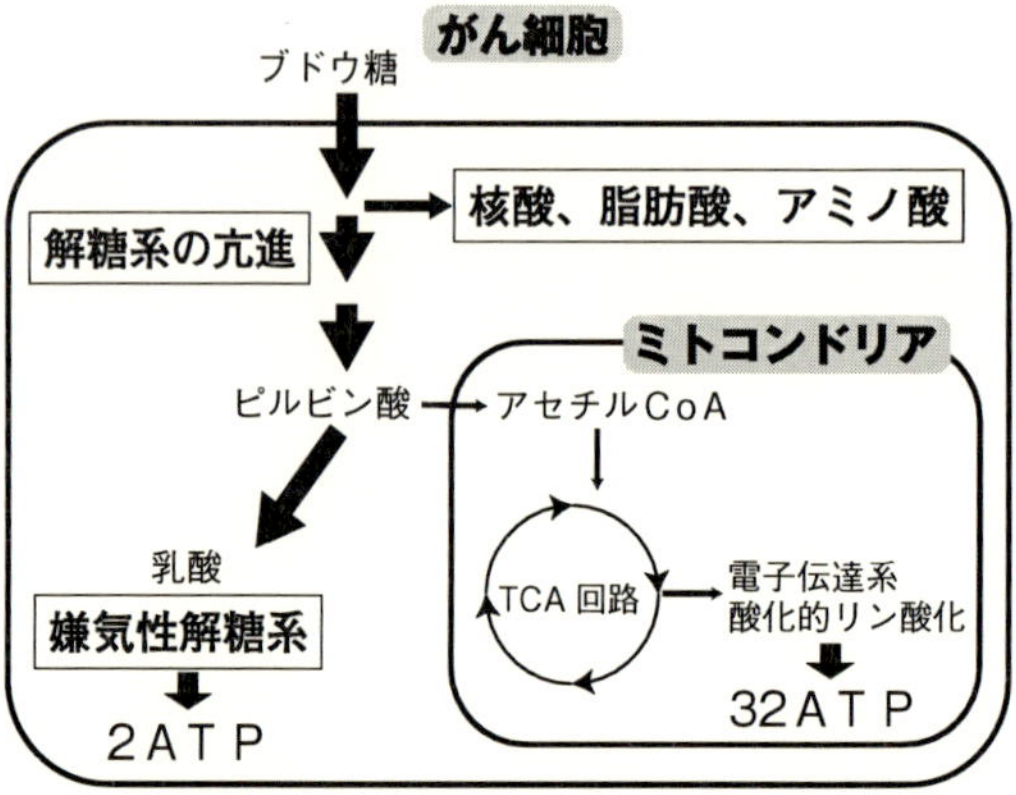

図６：がん細胞ではブドウ糖の取込みと解糖系でのＡＴＰ産生が亢進している。酸素が十分に利用できる状況でも、ミトコンドリアでのＴＣＡ回路と酸化的リン酸化によるＡＴＰ産生は低下している。ブドウ糖１分子当たり、解糖系だけでは２分子のＡＴＰしか産生されないが、ミトコンドリアでの酸化的リン酸化で代謝されると32分子のＡＴＰが産生される。

ています（図６）。

がん細胞では、酸素が十分に存在する条件でも、ブドウ糖の取り込みと解糖系が亢進し、大量の乳酸が産生され、ミトコンドリアでの酸素呼吸が抑制されています。この現象は発見したワールブルグ博士にちなんでワールブルグ効果（Warburg effect）と呼ばれていますが、これが発見されたのは90年以上も前（１９２６年）のことです。

がん細胞が解糖系を好む理由とそのメカニズムの解明が、がん研究における重要なテーマになっています。様々ながん遺伝子の異常や活性化が、がん細胞のワールブルグ効果の成り立ちに関与していることが明らかになっています。

◆がん細胞はグルコースの取り込みが亢進している

がんの検査法でＰＥＴ（Positron Emission Tomography：陽電子放射断層撮影）というのがあります。

これはフッ素の同位体で標識したグルコース（18F-fluorodeoxy glucose：フルオロデオキシグルコース）を注射して、この薬剤ががん組織に集まるところを画像化することで、がんの有無や位置を調べる検査法です。

正常細胞に比べてグルコース（ブドウ糖）の取り込みが非常に高いがん細胞の特性を利用した検査法です。

がん細胞がブドウ糖を多く取り込むことは古くから知られています。がん細胞は盛んに分裂するので、正常な細胞に比べてエネルギーが多く必要であるため、ブドウ糖をより多く消費する必要があることは容易に推測されます。

しかし、最も重要な理由は、がん細胞は酸素を使わない非効率的な方法でブドウ糖から

ＡＴＰを産生していることです。

正常な細胞はミトコンドリアで酸素を使った酸化的リン酸化という方法でエネルギーを産生しています。

1分子のブドウ糖から、酸化的リン酸化では32分子のＡＴＰを産生できるのに、解糖系では2分子のＡＴＰしか産生できません。

したがって、解糖系でのエネルギー産生に依存しているがん細胞ではより多くのブドウ糖が必要となっているのです。

◆ワールブルグ効果はがん細胞の生存と増殖を助ける

がん細胞におけるグルコースの取り込みと解糖系の亢進の主な理由は、前述のように細胞分裂のための物質合成とエネルギー産生を増やすためですが、その他にもワールブルグ効果にはがん細胞の生存と増殖において次のような様々なメリットがあることが指摘されています。

①ミトコンドリアでの酸化的リン酸化が低下するとがん細胞が死ににくくなることが知られています。

酸素を使ったエネルギー産生では活性酸素の発生が増え、活性酸素による細胞のダメージが起こりやすくなります。ミトコンドリアでの酸化的な代謝が亢進すると増殖や転移が抑制されることが明らかになっています。（第2章参照）

②解糖系でのグルコースの代謝によって乳酸が増えると、がん組織が酸性になり、がん細胞の浸潤や転移に好都合になります。

組織が酸性化すると正常な細胞が弱り、結合組織を分解する酵素の活性が高まるため、がん細胞が周囲に広がりやすくなります。組織の酸性化は血管新生を誘導するという報告もあります。

さらに乳酸には、がん細胞を攻撃する細胞傷害性T細胞の増殖や、免疫細胞の働きを高めるサイトカインの産生を抑制する作用があり、がんに対する免疫応答を低下させる作用もあります。

③解糖系でエネルギーを産生することは、血管が乏しい酸素の少ない環境でも増殖が可能になります。

つまり、がん細胞の生存に有利に働くように代謝が変化した結果がワールブルグ効果と言えるのです。

◆がん細胞は酸素があっても利用しない

酸素の供給が間に合わないときには、筋肉細胞は一時的に乳酸発酵（嫌気性解糖系）にスイッチを入れて、解糖系だけでＡＴＰを作ってエネルギーを得ます。

しかし、酸素が使える条件（有酸素運動）では、ピルビン酸はミトコンドリア内に取り込まれ、アセチルＣｏＡに変換されてＴＣＡ回路に入り、さらに酸化的リン酸化という反応によってATPが生成されます。

解糖系だけではグルコース1分子から2分子のATPしか得られませんが、ミトコンドリアで代謝されれば32分子のATPが生成されます。

酸素を使った方が16倍もエネルギー産生効率が高いことになります。

さて、がん細胞では解糖系が亢進し、ミトコンドリアでの酸化的リン酸化は抑制されているのが特徴です。

しかも、酸素が十分にある状態でもミトコンドリアでの酸素を使ったエネルギー産生を行いません。

酸素があっても無くても酸素を使わない解糖系でエネルギー産生を行い、そのためにブドウ糖の取り込みが正常細胞の何倍も何十倍も高くなるのです。

酸素があっても解糖系が抑制されない理由の一つが低酸素誘導因子－1（HIF－1）が恒常的に異常に活性化していることです。

正常では、このＨＩＦ－１は低酸素の状態になると活性化され、酸素があると不活性になります。

しかし、がん細胞では、ＨＩＦ－１の上流のシグナル伝達経路が活性化されているため、低酸素がなくてもＨＩＦ－１が活性化しています。

ＨＩＦ－１は解糖系酵素の活性を高め、ＴＣＡ回路に行く経路を抑制する作用がありま す。つまり、がん細胞では酸素があっても低酸素状態のスイッチが切れないため、嫌気性の代謝が続くことになるのです。

◆がん細胞が酸素を使わないのは酸化ストレスを避けるため？

ミトコンドリアの電子伝達系でエネルギー（ＡＴＰ）が産生される過程で多量の活性酸素が発生します。

すなわち、呼吸で体内に取り込まれた酸素の約2～3％は電子伝達系でのエネルギー代謝時に還元され、スーパーオキシドアニオン（O_2^-）、過酸化水素（H_2O_2）、ヒドロキシラジカル（・OH）および一重項酸素（$^1O_2$）などの活性酸素に変わると言われています。

ミトコンドリアは細胞内における活性酸素の主要な発生源になっています。

ミトコンドリアから発生する活性酸素は、グルタチオンなどの抗酸化物質や、スーパーオキシド・ディスムターゼ（SOD）やカタラーゼといった抗酸化酵素によって消去され、活性酸素による障害が起きないようにする防御機構が細胞には備わっています。

がん細胞は活性酸素のダメージによってアポトーシス（細胞死）を起こさないために、ミトコンドリアの活性、すなわち酸素呼吸を抑制する必要があると考えられています。

酸素を使わない生き方を選ぶ方が、がん細胞にとっては生存に有利になるというわけです。

ワールブルグ博士の言葉では「がんとは嫌気的な生き物」ということです。

太古の地球で嫌気的な環境で生存してきた生き物が地球上に酸素が増えて絶滅していったのと同じ理由で、がん細胞も酸素を使った代謝が増えると死滅するという弱点を持っています。

したがって、がん細胞はますます酸素を使わない代謝に頼るようになり、ブドウ糖の取り込みがさらに増え、ブドウ糖への依存度がどんどん高くなっていきます。

がん細胞はブドウ糖中毒に陥っていると言っても過言ではありません。

この点が、がん細胞の弱点（アキレス腱）になっています。すなわち、ブドウ糖の利用を阻止されるとがん細胞は生存も増殖もできないのです。

さらに、がん細胞はミトコンドリアで酸素を使った代謝を行うと生存や増殖に都合が悪いのです。

第4章

活性酸素の発生量が増えるとがん細胞は死滅する

◆酸素呼吸で体内に活性酸素が発生する

酸素の働きの一つに「酸化」というものがあります。

鉄くぎがいつのまにか赤くさびたり、ゴムが古くなると弾力を失ってボロボロになったりするのも酸化の結果です。

私たちの体内でも、呼吸によって取り入れられた酸素の一部が「活性酸素」と呼ばれる酸化力の強い分子に変化し、細胞を酸化することによって老化を促進し、がんや動脈硬化など多くの病気を引き起こします。機械もサビついてくると故障が多くなるのと同じことです。

全ての物質は原子からできています。原子というのは物質を構成する最小の単位であり、原子核を中心にその周りを電気的に負（マイナス）に帯電した電子が回っているという形で表されます。

通常、電子は一つの軌道に2個ずつ対をなして収容されますが、原子の種類によっては一つの軌道に電子が一個しか存在しないことがあります。このような「不対電子」を持つ原子または分子をフリーラジカル（遊離基）と定義しています。

本来、電子は軌道で対をなしている時がエネルギー的に最も安定した状態になります。そのためにフリーラジカルは一般的には不安定で、他の分子から電子を取って自分は安定になろうとします。

フリーラジカルとは、不対電子をもっているために非常に反応性の高まっている原子や分子なのです。

「酸化」するというのは活性酸素やフリーラジカルが、ある物質の持っている電子を奪い取ることを意味します。「酸化」の本来の定義は「電子を奪うこと」なのです。

一方、ある物質が別の物質から電子をもらうことを「還元」といいます。

細胞が生きていくために必要なエネルギー（ＡＴＰ）は、細胞内のミトコンドリアで酸素を還元して水になる反応を使って産生しています。

この過程では1分子の酸素（O_2）は４つの電子（e^-）をもらって還元され、さらに水素イオン（H^+）と結合して水（H_2O）になります。

この反応では必ずしも酸素分子に電子がきっちり4個渡されるとは限りません。酸素分子に不完全に電子が渡され、部分的に還元されたものが発生し、これが活性酸素になります。

例えば、ふつうの酸素分子は16個の電子を持っていますが、スーパーオキシド（O_2^-）は17個の電子をもっており、そのうち1個が不対電子になりフリーラジカルとなるのです。

◆細胞には活性酸素のダメージを防ぐ防御機能が存在する

体内で発生する活性酸素は、細胞や組織を酸化してダメージを与え、老化や病気の発生を促進します。このような活性酸素の害を防ぐ防御機能が体には備わっています。

活性酸素を消し去る酵素（スーパーオキシド・ディスムターゼ、カタラーゼ、ペルオキシダーゼなど）、チオレドキシンやグルタチオンなどの抗酸化物質などが、絶えず活性酸素を消去してくれています。このような活性酸素を消去する能力を「抗酸化力」と言います。

一方、活性酸素には、代表的なものとして、スーパーオキシド、過酸化水素、ヒドロキシラジカルなどがあります。

細胞内で発生したスーパーオキシドはスーパーオキシド・ディスムターゼによって過酸化水素（H_2O_2）に変換され、過酸化水素はカタラーゼやグルタチオンペルオキシダーゼによって酸素（O_2）と水（H_2O）に変換されて無害化されます。

過酸化水素自体も強い酸化剤ですが、それが鉄などの金属イオンによって攻撃性の強いヒドロキシラジカル（・OH）に変わります。

ヒドロキシラジカルは活性酸素の中で最も反応性が高く、ＤＮＡやたんぱく質や脂質や糖などあらゆる物質と反応して細胞に酸化傷害を与えます。

◆活性酸素は細胞成分を酸化させて老化や病気の原因をつくる

フリーラジカルというのは、他の物質の電子を奪う（酸化する）性質が非常に強い性質のものです。

ＤＮＡから電子が奪われると誤った遺伝情報が作られ、がん細胞の発生につながります。

ＤＮＡ以外にも、体の土台をなしているたんぱく質や脂肪からも電子を奪い酸化して細胞の機能の障害を引き起こし、ひいては組織や臓器の機能の低下を招いて老化が進行し、様々な疾患を引き起こします。

このように、フリーラジカルが細胞や組織を構成する成分を酸化してダメージを与えることを酸化傷害といいます。

体内での活性酸素の産生量が増えたり体の抗酸化力が低下すれば、体内の細胞や組織の酸化が進むことになります。

このように体内を酸化する要因が体の抗酸化力に勝った状態を「酸化ストレス」と言います。


酸化ストレスが高い状態というのは、「体の細胞や組織のサビ」を増やす状態であり、このサビが過剰になると様々な疾患や老化の原因となります。

細胞や組織が酸化ストレスを受けると、細胞内のたんぱく質や細胞膜の脂質や細胞核の遺伝子などにダメージが起こり、がんや動脈硬化や認知症など様々な病気の原因となります。

生物は酸素を利用することによって莫大なエネルギーを産生できるようになったのですが、その代償として酸化傷害による細胞の老化やがん化が促進されることになったのです。

酸化ストレスを軽減することは、がんや動脈硬化などの生活習慣病を始め、様々な老化性疾患の予防や症状の改善に役立つことになります。

◆がん治療に抗酸化剤のサプリメントは逆効果になる

体に備わった抗酸化力を高めることは、がんの発生や進展を予防する効果があります。

したがって、細胞の抗酸化力を高めることはがん細胞の発生やがん細胞の悪性化進展の抑制につながるので、「抗酸化力を高めることは、がんの発生や再発の予防に役立つ」というのが研究者のコンセンサスになっています。

しかしこの場合に、「抗酸化剤をサプリメントで補って抗酸化力を高めるのは、効果が無いというよりも、有害である」という考えが優勢になってきています。

細胞は酸化ストレスに対処するために細胞内の抗酸化酵素や抗酸化物質を増やします。その結果、適度な酸化ストレスは、細胞に本来備わっている抗酸化力や解毒力を高めることができるのです。

ところが、外来性に抗酸化サプリメントを摂取すると、細胞に備わっている抗酸化力を弱体化させることになります。過保護に育てるとストレスに弱くなるのと同じです。

がん細胞は酸化ストレスが亢進した状態にあります。この酸化ストレスの亢進はがん遺伝子の活性を高め、がん細胞の増殖や運動や血管新生を促進します。さらに、遺伝子の変異を増やし、悪性進展を促進すると考えられています。

したがって、外来性に抗酸化剤を多く投与して、がん細胞の酸化ストレスを軽減させれば、がん細胞の増殖や悪性進展を抑えられるという考えもあります。

しかし、実際にそのような治療を行っても、あまり効果はありません。むしろ、がん細胞内の酸化ストレスを強度に高めることによって死滅させる手段を選ぶのが正解と言えます。

敵対する国との外交でも、武力行使で相手国を抑止する手段と、融和政策によって妥協させて穏やかに解決する手段と、どちらがうまくいくかという議論と同じです。圧力をかけた方がうまく行く場合もあり、融和政策の方が解決する場合もあります。

がん細胞と酸化ストレスの関係も似たような関係にあります。

がんの予防や治療において、「がん細胞の酸化ストレスを軽減する」のと「がん細胞の酸化ストレスを高める」のとどちらが良いかという問題です。

がん細胞と戦うには融和政策は間違いと考えた方が良いようです。それは、「がん細胞は話し合いで譲歩するような常識の通用する相手ではない」からです。

◆選択的にがん細胞の酸化ストレスを高めることができる

日本では１９６８年に大気汚染防止法が制定され、様々な規制の強化によって、大気汚染をコントロールしています。

一方、大気汚染に対する規制が甘い国では、排ガスによる環境汚染や健康被害が問題になっています。

正常細胞とがん細胞では、細胞内での活性酸素の発生において、この大気汚染のコントロール（規制）と同じような違いが存在します。

つまり、正常細胞では活性酸素の発生が十分に規制されている状態にあり、がん細胞ではそのような規制が無く活性酸素が出やすい状態なのです。

そして、この違いを利用することによって、活性酸素を使ってがん細胞を選択的に死滅させようという治療法が注目されています。


がん細胞ではミトコンドリアを含めいろんな機能に異常が生じていて、活性酸素が出やすい（制御できていない）状態になっています。正常細胞に比べて活性酸素が出やすいというがん細胞の特徴を利用すれば、正常細胞にはダメージを与えずにがん細胞だけに酸化ストレスを高めてがん細胞を死滅させることができるのです。

◆がん細胞のミトコンドリアは活性酸素がでやすい

前述のように、細胞内のミトコンドリアでは、酸素を使ったエネルギー産生の過程で正常細胞に比べて多くの活性酸素が発生します。活性酸素は細胞内のたんぱく質や脂質や核酸を酸化してダメージを与え、増殖や転移を抑制する作用があります。

正常細胞においては、ミトコンドリアにおける物質代謝やエネルギー産生過程は整然とコントロールされており、活性酸素の発生は最小限に抑えられています。

つまり、正常な細胞内では活性酸素によるダメージが少ない状態に維持されています。

一方、がん細胞ではミトコンドリアに様々な異常が起こっています。ＡＴＰを産生する呼吸鎖にも異常が起こっており、酸素を使ったエネルギー産生過程で大量の活性酸素が産生されやすくなっています。

これは、排気ガス処理装置が壊れた自動車が排気ガスをまき散らすのと同じ状態です。

つまり、がん細胞ではミトコンドリアでの酸素消費を増やせば、活性酸素の産生が増えて、酸化ストレスによって細胞が死滅するリスクが高いのです。

がん細胞では、このような酸化ストレスの増加を防ぐために、酸素を使わない解糖系でのエネルギー産生を増やしています。

酸素が十分に利用できる条件でもミトコンドリアでの酸素を使ったATP産生を抑制している理由の一つは、酸化ストレスを高めたくないからです。

ミトコンドリアでのエネルギー産生を抑制するため、効率の悪い解糖系でエネルギー産生を行う必要があるために、グルコースの取り込みと解糖系の亢進が起こっているということになります。

またグルコース－6－リン酸からのペントース・リン酸経路での代謝も亢進しています。この系で産生されるNADPHが細胞内の酸化ストレスを軽減するために利用されます。（図7）

がん細胞のミトコンドリアでのエネルギー産生を高めるジクロロ酢酸や、がん細胞の抗酸化システムのグルタチオンやチオレドキシンの働きを阻害する薬を使うと、がん細胞での活性酸素の産生を高め、酸化ストレスを高めてがん細胞を死滅させることができます。

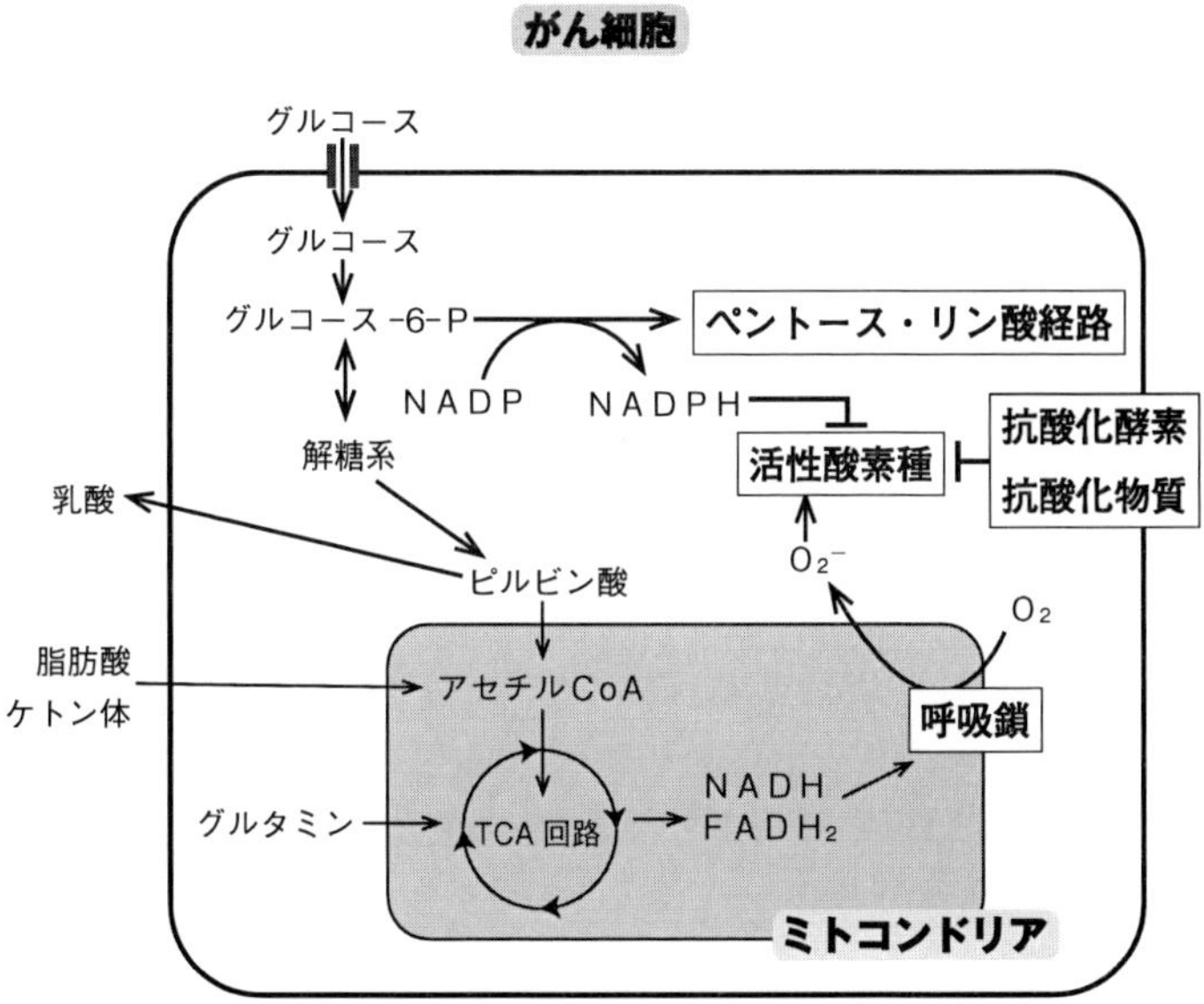

図7:がん細胞におけるブドウ糖代謝の特徴を示している。がん細胞ではミトコンドリアの呼吸鎖の異常などによって酸素を使ってＡＴＰを産生すると活性酸素の産生量が増える状況にある。

そこでがん細胞ではミトコンドリアでの酸素呼吸を抑制して酸化ストレスの増大を防いでいる。

そのため、非効率的なエネルギー産生系である解糖系が亢進していて乳酸の産生が増えている。

また、ペントース・リン酸経路が亢進し、この経路でできるNADPHは活性酸素の消去に使われる。

がん細胞ではミトコンドリアでの代謝を抑えているので、脂肪酸やケトン体をエネルギー源として利用することができない。

がん細胞では脂肪酸やケトン体を利用することができにくくなっています。脂肪酸やケトン体はミトコンドリアで代謝されてATPになるため、これらをエネルギー源にすると活性酸素が増えてしまうからです。

脂肪酸やケトン体をエネルギー源として利用できないわけではないのですが、これらをミトコンドリアで代謝すると活性酸素の産生が増えて、自分の首を絞める結果になるので、使えないということです。

がん細胞のエネルギー産生を抑え、酸化ストレスを高める方法は多数あります。それらを組み合せることによって、がん細胞を選択的に死滅させることができます。その具体的な方法を次章から紹介していきます。

第5章

解糖系を阻害して酸化的リン酸化を活性化するとがん細胞は自滅する

◆がん細胞は解糖系が亢進し酸化的リン酸化が抑制されている

がん細胞が数を増やすためには、取り入れたブドウ糖をエネルギー産生のためだけでなく、細胞を構成する高分子成分（細胞膜やＤＮＡなど）を合成するための材料として確保する必要があります。

つまり、全てのブドウ糖を水と二酸化炭素に完全に分解するのではなく、一部を核酸や脂質の合成に利用するために、ミトコンドリアでの酸化的リン酸化が抑制されているのです。

材木で家を作るとき、材木を燃やせば火力によるエネルギーを産生できますが、全てを燃やすと家を作る材料が無くなるので、エネルギーが十分にあっても家を作ることはできません。

同様に、がん細胞が数を増やすためには、取り込んだブドウ糖の一部を細胞構成成分の合成に使う必要があるので、ミトコンドリアでの完全分解は抑制されていると考えることができます。

さらに、ミトコンドリアでの酸素を使ったエネルギー産生（酸化的リン酸化）は活性酸素を産生するので、細胞内の酸化ストレスが高まります。酸化ストレスが強くなると細胞のダメージや細胞死を引き起こすことになります。

したがって、ミトコンドリアの活性を抑制しているのは、死ににくくするためという理由もあります。

また、解糖系でできたピルビン酸がミトコンドリアに入らなければ乳酸に変換されますが、乳酸は周りの組織を酸性化して正常細胞にダメージを与えたり、免疫細胞の活性を低下させる作用もあります。

つまり、ワールブルグ効果（解糖系が亢進し、ミトコンドリアでの酸化的リン酸化が抑制されている）はがん細胞が生き残るために非常に好都合なのです。

このように、がん細胞が数を増やしていく上で、「解糖系の亢進」と「ミトコンドリアでの酸素呼吸の抑制」はがん細胞にとって有利となります。

逆に、「解糖系の阻害」と「ミトコンドリアでの酸素呼吸の促進」は、がん細胞にとっては非常に都合の悪い状況になります。

「がん細胞にとって都合の悪いこと」を実施することは、がん治療の戦略として有望だと言えます。

◆ブドウ糖の取り込みが多いがん細胞は増殖活性が高い

一般的にブドウ糖の取り込みの多いがん細胞ほど増殖が早く、悪性度が高く、予後が悪いと言えます。取り込まれたブドウ糖がエネルギー産生と細胞を構成する成分の合成に使われるからで、ブドウ糖の取り込みが多いことは増殖活性が高いことを意味します。

したがって、がん細胞におけるブドウ糖の取り込みや解糖系での代謝を阻害するとがん細胞の増殖活性を低下させることができます。

また、抗がん剤治療や放射線治療にブドウ糖の取り込みや解糖系を阻害する治療を併用すると、これらの治療効果を高めることができます。

がん細胞が抗がん剤や放射線でダメージを受けても、エネルギー（＝ATP）と細胞成分を作る材料、すなわちブドウ糖が十分に供給されていれば、ダメージを修復して増殖を続けることができます。

しかし、がん細胞におけるブドウ糖の取り込みや利用を阻害すれば、ダメージを修復することができません。

ブドウ糖の取り込みやエネルギー産生過程を阻害する方法は、抗がん剤や放射線に対するがん細胞の感受性を高める効果があり、がん治療法として注目されています。

◆2－デオキシ－D－グルコースは解糖系を阻害する

2－デオキシ－D－グルコース（2-Deoxy-D-glucose）は、グルコース（ブドウ糖）の2位の水酸基（OH）が水素原子（H）に置換された物質（グルコース誘導体）です（図8）。

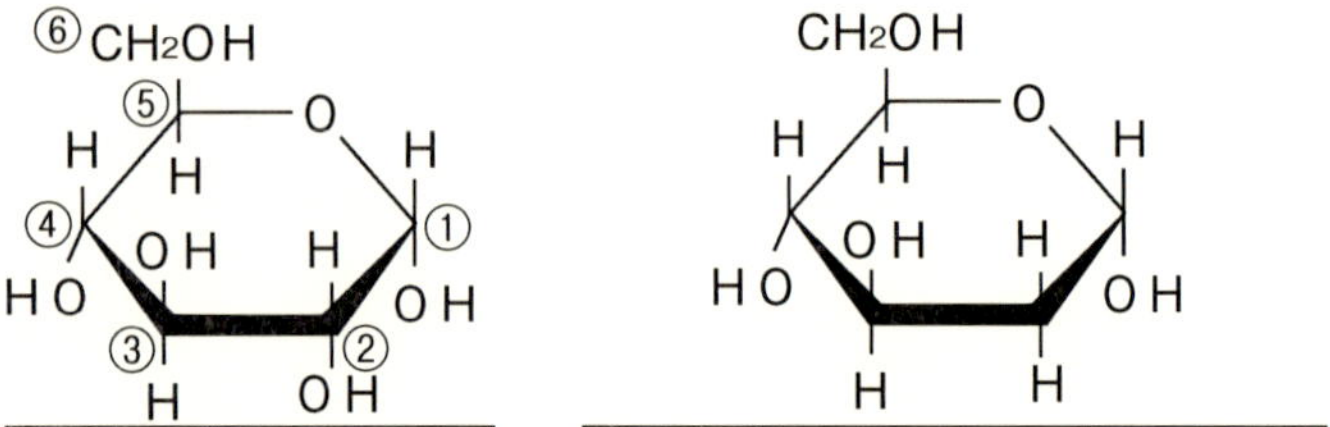

グルコース（ブドウ糖）　　2-デオキシ-D-グルコース（2-DG）

図８：２-デオキシ-Ｄ-グルコースはグルコース（ブドウ糖）の２位のOHがHになった構造をしている。

２－デオキシ－Ｄ－グルコース（２－ＤＧ）はグルコースと同じようにグルコース輸送体（グルコース・トランスポーター）のＧＬＵＴ１を利用して細胞内に取り込まれます。グルコースと２－ＤＧは細胞内に入るとヘキソキナーゼによってリン酸化され、グルコース－６－リン酸あるいは２－デオキシ－Ｄ－グルコース－６－リン酸（２－ＤＧ－６－リン酸）に変換されます。リン酸化されるとグルコース・トランスポーターを通過できないため細胞外へ出られなくなります。

このヘキソキナーゼによる６位のリン酸化は解糖系によるブドウ糖（グルコース）の代謝の最初のステップで、細胞内に取り込んだブドウ糖を細胞内にとどめておく目的があります。

リン酸化反応後は、グルコース－６－リン酸はさらに解糖系で代謝されてエネルギー産生に使われ、ペントース・リン酸経路で核酸などの物質合成の材料としても利用されます。

しかし、２－ＤＧ－６－リン酸は、解糖系酵素で代謝できないため細胞内に蓄積します。グルコース－６－リン酸や２－ＤＧ－６－リン酸を脱リン酸化するフォスファターゼは糖新生を行う肝臓や腎臓の細胞にはありますが、多くのがん細胞はフォスファターゼの活性が低いので、一旦入った２－ＤＧは２－ＤＧ－６－リン酸に変換されたあとは細胞外に出ることができず、さらにそれ以上代謝されることもできないので、２－ＤＧ－６－リン酸の状態でどんどん蓄積します。

２－ＤＧによってエネルギー産生が低下するとそのストレス応答によってグルコース・トランスポーターの発現がさらに増え、２－ＤＧの取り込みをさらに増やすことにもなります。

したがって、がん細胞は正常細胞に比べてより２－ＤＧの取り込みが増えます。

細胞内で蓄積した２－ＤＧ－６－リン酸はヘキソキナーゼとグルコース－６リン酸イ

ソメラーゼを阻害します（拮抗阻害）。

したがって、２－ＤＧを経口摂取すると、がん細胞に多く取り込まれ、がん細胞の解糖系を阻害するので、ブドウ糖の代謝によるエネルギー産生と物質合成を阻害することになります。

３章でもお話ししたがんの検査法ＰＥＴは、この２－ＤＧががん細胞内に多く取り込まれることを利用しています。

ＰＥＴは「ポジトロン・エミッション・トモグラフィー（Positron Emission Tomography）」の略で、日本語では陽電子放射線断層撮影といいます。

２－ＤＧの２位の水素原子（つまり、グルコースの２位のＯＨ基）を陽電子放出同位体フッ素18（^{18}F）で置換された^{18}F－フルオロデオキシグルコース（ＦＤＧ）という薬剤を注射した後、それをＰＥＴ装置で撮影し、ＦＤＧの集まり方を画像化して診断するものです。

多くのがんは、グルコース取り込みおよびヘキソキナーゼレベルが上昇しているため、がん細胞にＦＤＧが集まるのです。

２－ＤＧは優先的にがん細胞に取り込まれ、解糖系やペントース・リン酸経路を阻害して、がん細胞を内部から崩壊させることができるのです。

2－DGががん細胞の増殖を抑制する効果が指摘されたのは1950年代です。「細胞のエネルギー源であるグルコースの誘導体を取り込ませれば、がん細胞の増殖を抑制できる」というアイデアは、もう60年も前に研究されており、グルコースの誘導体の抗腫瘍活性が検討され、2－DGに強い抗腫瘍効果があることが証明されています。

しかし、2－DGを使ったがん治療は、その後あまり注目されなかったようです。

その理由の一つは、がんの治療においては、「強い毒性をもった化合物を使ってがん細胞を一掃するような治療法」が1950年代以降は主流になっていたからだと思われます。

そのため、「エネルギー産生経路を阻害してがん細胞の増殖を低下させる」というようなアイデアは注目されなかったのかもしれません。

しかし、ワールブルグ効果が再評価されるようになり、がん細胞のエネルギー産生と物質合成を阻害する方法として、2－DGにも注目が集まるようになり、多くの動物実験で抗腫瘍効果が証明され、人間での臨床試験も実施されるようになったのです。

◆2－デオキシ－D－グルコースは抗がん剤治療や放射線治療の効き目を高める

2－デオキシ－D－グルコース（2－DG）はがん細胞の解糖系を阻害するので、がん細胞の増殖速度を低下させる効果がありますが、2－DG単独ではがん細胞を死滅させる作用は弱いと言わざるをえません。

今まで、動物実験や人間での研究が報告されていますが、2－DGの投与だけでは十分な抗腫瘍効果は得られていません。がん細胞のブドウ糖を完全に枯渇させることが現実的に困難だからです。

しかし、がん細胞のエネルギー産生や物質合成の経路を阻害すると、抗がん剤や放射線に対するがん細胞の感受性が高まります。

抗がん剤治療や放射線治療の時に2－DGを服用すると、それらの抗腫瘍効果を高めることが多くの臨床試験で確認されています。

抗がん剤や放射線治療との併用において1日体重1kg当たり40～60mg程度の投与量で臨床試験が行われています。

２－ＤＧとブドウ糖が競合してがん細胞のエネルギー代謝を阻害するため、糖質制限でブドウ糖の摂取量を減らせば、２－ＤＧは少ない量で阻害作用を発揮できます。

就寝時は筋肉や心臓や脳の働きが低下して血流やブドウ糖の取り込みが減ります。そのため、２－ＤＧを就寝前に服用すると、最も抗腫瘍効果が高まります。

インスリンはがん細胞のブドウ糖の取り込みを増やし、増殖活性を高めます。

２－ＤＧはブドウ糖と同様にインスリンでがん細胞内の取り込みが増えます。

インスリンによるがん細胞の増殖促進効果を２－ＤＧが阻止するという実験結果が報告されています。

２－ＤＧの毒性に関しては、マウスの実験では50％致死量は２g/kg以上という報告があります。（Cent Eur J Biol・5:739-748・2010）
人間での検討では２００mg/kgくらいまでは投与できるという報告があります。
最も多い副作用は高血糖です。２－ＤＧは細胞内のグルコースの濃度を低下させます。
脳の視床下部の神経細胞が細胞内グルコースの低下を感知すると、低血糖状態と勘違いして、脳下垂体のホルモン分泌を制御して血糖を高めるホルモンや伝達物質を出すようになるため高血糖になるようです。

肝臓の糖新生を阻害するメトホルミンや食事からの糖質摂取を減らすケトン食を併用すると高血糖を避けることができます。（メトホルミンとケトン食に関しては第6章と第7章で解説しています）

2－DGの服用量が多いと低血糖のような症状（倦怠感や脱力感）を感じます。がん細胞に多く取り込まれるため、低血糖症状が起こらないレベルで服用量を調節することが重要です。

◆がん細胞のミトコンドリアを活性化すると活性酸素によって死滅する

ミトコンドリアの電子伝達系でエネルギー（ATP）が産生される過程で多量の活性酸素が発生します。

呼吸で体内に取り込まれた酸素の約2～3％は電子伝達系でのエネルギー代謝時に還元

されスーパーオキシド、過酸化水素、ヒドロキシラジカルおよび一重項酸素などの活性酸素に変わると言われています。ミトコンドリアは細胞内における活性酸素の主要な発生源になっています。

ミトコンドリアから発生する活性酸素は、グルタチオンやチオレドキシンなどの抗酸化物質や、スーパーオキシド・ディスムターゼ（ＳＯＤ）やカタラーゼといった抗酸化酵素によって消去され、活性酸素による障害が起きないようにする防御機構が細胞には備わっています。

しかし、これらの抗酸化力が十分でないと、活性酸素によって細胞内のＤＮＡやたんぱく質や脂質が酸化されて、細胞傷害が起こります。抗酸化システムについては第8章で解説しています。

ＴＣＡ回路と酸化的リン酸化を亢進してミトコンドリアでの酸素消費を増やすと、活性酸素の産生量が増え、酸化ストレスが増大してがん細胞にダメージを与え、死滅させることができます。

がん細胞におけるミトコンドリアの機能抑制は不可逆的なものではなく、機能を可逆的に正常に戻すことができるという研究結果が報告されています。

そして、がん細胞におけるミトコンドリア内での酸素呼吸を亢進すると、ミトコンドリア内で発生する活性酸素の量が増えて、細胞死が起こりやすくなることが報告されています。

◆がん細胞ではピルビン酸脱水素酵素キナーゼの活性が亢進している

3章でも少し触れましたが、がん細胞の代謝の特徴である「解糖系の亢進とミトコンドリアでの酸化的リン酸化の抑制」という、いわゆるワールブルグ効果を根本で制御しているのが低酸素誘導因子－1（Hypoxia-inducible Factor-1：ＨＩＦ－1）という転写因子です。

転写因子というのは特定の遺伝子の発現（ＤＮＡの情報をメッセンジャーＲＮＡに変換すること）を調節しているたんぱく質です。

ＨＩＦ－１のターゲット遺伝子は１００種類以上知られており、エネルギー代謝、血管新生、細胞増殖、アポトーシスなど細胞の機能と深く関連している遺伝子の発現を制御しています。

ＨＩＦ－１は細胞が低酸素状態におかれると活性化してきます。したがって、酸素が十分に利用できる状況で細胞分裂している正常細胞では必要性の少ない転写因子です。

一方、多くのがん細胞では、低酸素状態であってもなくてもＨＩＦ－１の活性が亢進しています。

急速に増大するがん組織の中で、がん細胞は常に低酸素や低栄養による細胞死の危険にさらされています。

そこで、低酸素や低栄養による細胞死を起こさないようにするメカニズムとしてがん細胞はＨＩＦ－１活性を恒常的に高めています。

ＨＩＦ－１活性が亢進しているほど、がん細胞は低酸素や低栄養で生存できるようになります。

ピルビン酸脱水素酵素キナーゼはピルビン酸脱水素酵素（ピルビン酸からアセチルＣｏＡに変換する酵素）をリン酸化して活性を低下させます。

ＨＩＦ－１はピルビン酸脱水素酵素キナーゼの発現を促進し、さらにピルビン酸から乳酸への嫌気性解糖系に働く乳酸脱水素酵素の発現を促進する作用があります。

つまり、ＨＩＦ－１はピルビン酸からアセチルＣｏＡへの変換を阻害してＴＣＡ回路と酸化的リン酸化を抑制し、嫌気性解糖系（ピルビン酸から乳酸の変換）を促進します。

正常細胞ではＨＩＦ－１は低酸素になったときしか活性化されませんが、がん細胞では増殖シグナルの異常などによってＨＩＦ－１は恒常的に活性化しています。

その結果、酸素がある状況でも酸素が無い状態と同じ代謝を行うため、がん細胞では解糖系が亢進し、ミトコンドリアでの酸化的リン酸化が抑制されています。

複雑なメカニズムですが、ＨＩＦ－１の活性亢進はがん細胞の代謝異常の中心になっているので、代謝をターゲットにしたがん治療法の理解に役立ちます。（図９参照）

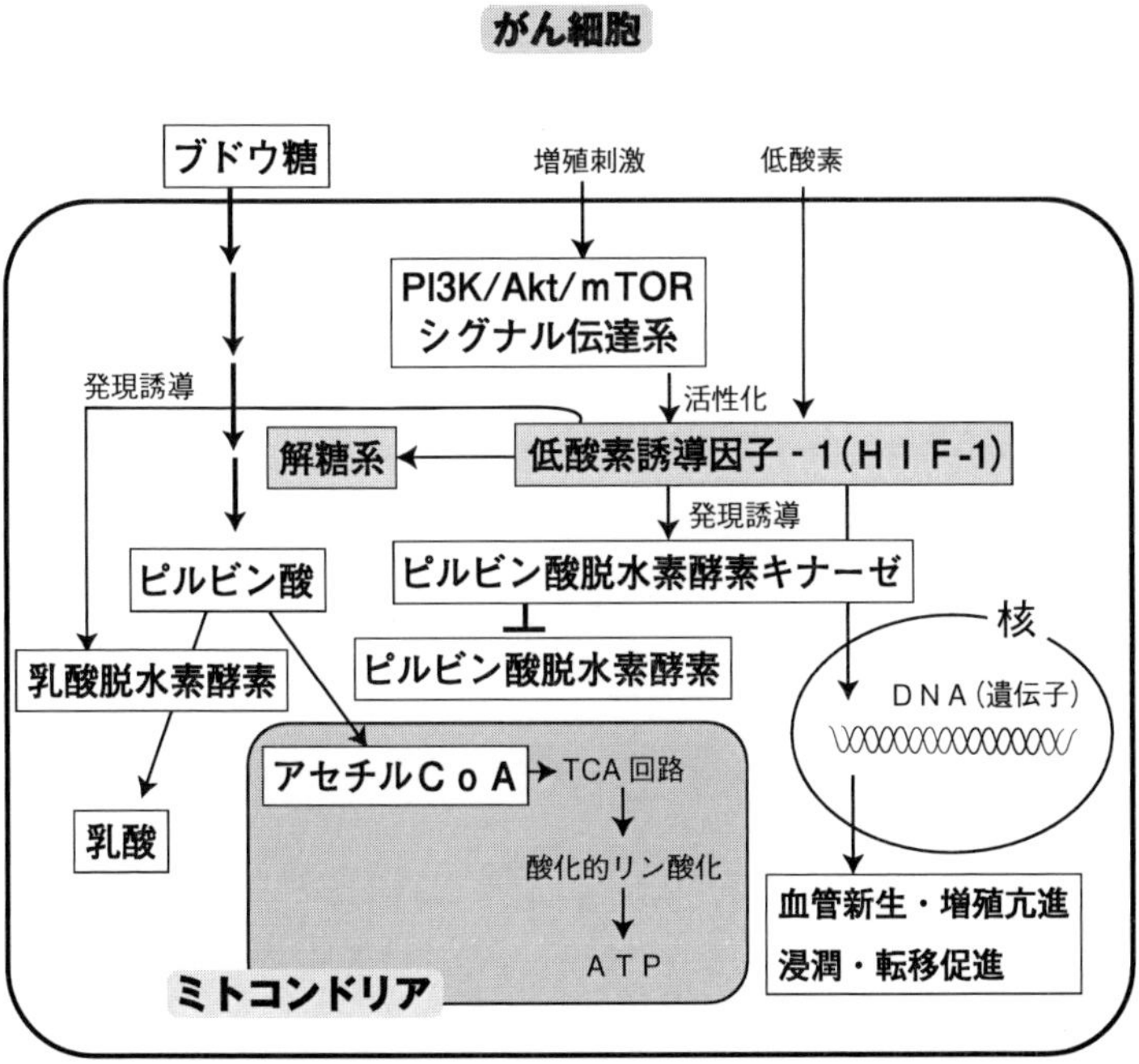

図9：がん細胞では、低酸素や増殖シグナル伝達系(PI3K/Akt/mTOR)の活性亢進によって低酸素誘導因子-1(HIF-1)の発現と活性が亢進している。

HIF-1は細胞核のDNAに作用して様々な遺伝子の発現を亢進する。

HIF-1は解糖系酵素(ヘキソキナーゼなど)や乳酸脱水素酵素の発現を亢進して解糖系の代謝を亢進する。

HIF-1はピルビン酸脱水素酵素キナーゼの発現を誘導する。このキナーゼはピルビン酸脱水素酵素を阻害する。

したがって、HIF-1の活性亢進によってミトコンドリアでの酸化的リン酸化が抑制される。

HIF-1の活性亢進は、がん細胞における解糖系亢進とミトコンドリアでの酸化的リン酸化の抑制を引き起こしている。

◆ジクロロ酢酸ナトリウムはピルビン酸脱水素酵素キナーゼを阻害する

ジクロロ酢酸ナトリウム（sodium dichloroacetate）は酢酸（CH_3COOH）のメチル基（CH_3）の2つの水素原子が塩素原子（Cl）に置き換わったジクロロ酢酸（$CHCl_2COOH$）のナトリウム塩です。構造式は$CHCl_2COONa$になります（図10）。

ジクロロ酢酸ナトリウムはピルビン酸脱水素酵素キナーゼを阻害することによってピルビン酸脱水素酵素の活性を高める作用があります。

ミトコンドリアの異常による代謝性疾患、乳酸アシドーシス、心臓や脳の虚血性疾患の治療などに、医薬品として古くから使用されています。

前述のようにがん細胞ではＨＩＦ－１の活性亢進によってピルビン酸脱水素酵素キナーゼの活性が亢進し、ピルビン酸脱水素酵素の活性が低下し、ピルビン酸からアセチルＣｏＡへの変

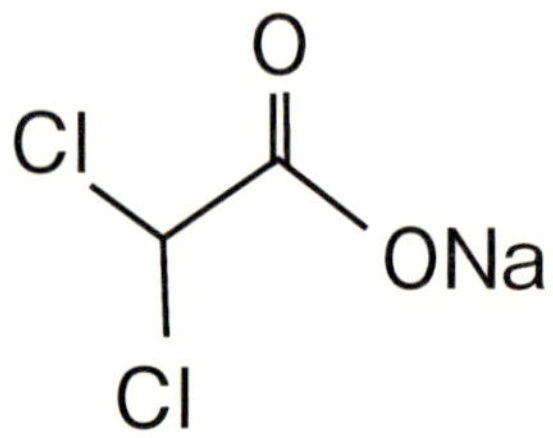

図10：ジクロロ酢酸ナトリウムの構造

換が阻止されているため、ミトコンドリアでの酸素呼吸が低下しています。

そこで、ジクロロ酢酸ナトリウムでがん細胞のピルビン酸脱水素酵素を活性化して、ピルビン酸からアセチルＣｏＡへの変換を促進すれば、乳酸の産生が抑えられます。

ジクロロ酢酸ナトリウムは乳酸アシドーシスの治療に使用されています。

さらに、酸化的リン酸化の過程で活性酸素の産生が増え、酸化ストレスの増大によってがん細胞を死滅できることが報告されています。（図11）

がん細胞では活性酸素の害を減らすために、ミトコンドリアでの酸化的リン酸化を抑制しています。

ジクロロ酢酸ナトリウムでがん細胞のミトコンドリアでの酸素呼吸を促進して活性酸素の産生を増やすと抗がん剤で死にやすくなります。

ジクロロ酢酸ナトリウム単独でもがん細胞が死滅することが培養細胞や動物実験で示されています。

ミトコンドリアでの活性酸素の産生量を増やしたくらいでがん細胞が本当に死滅するの

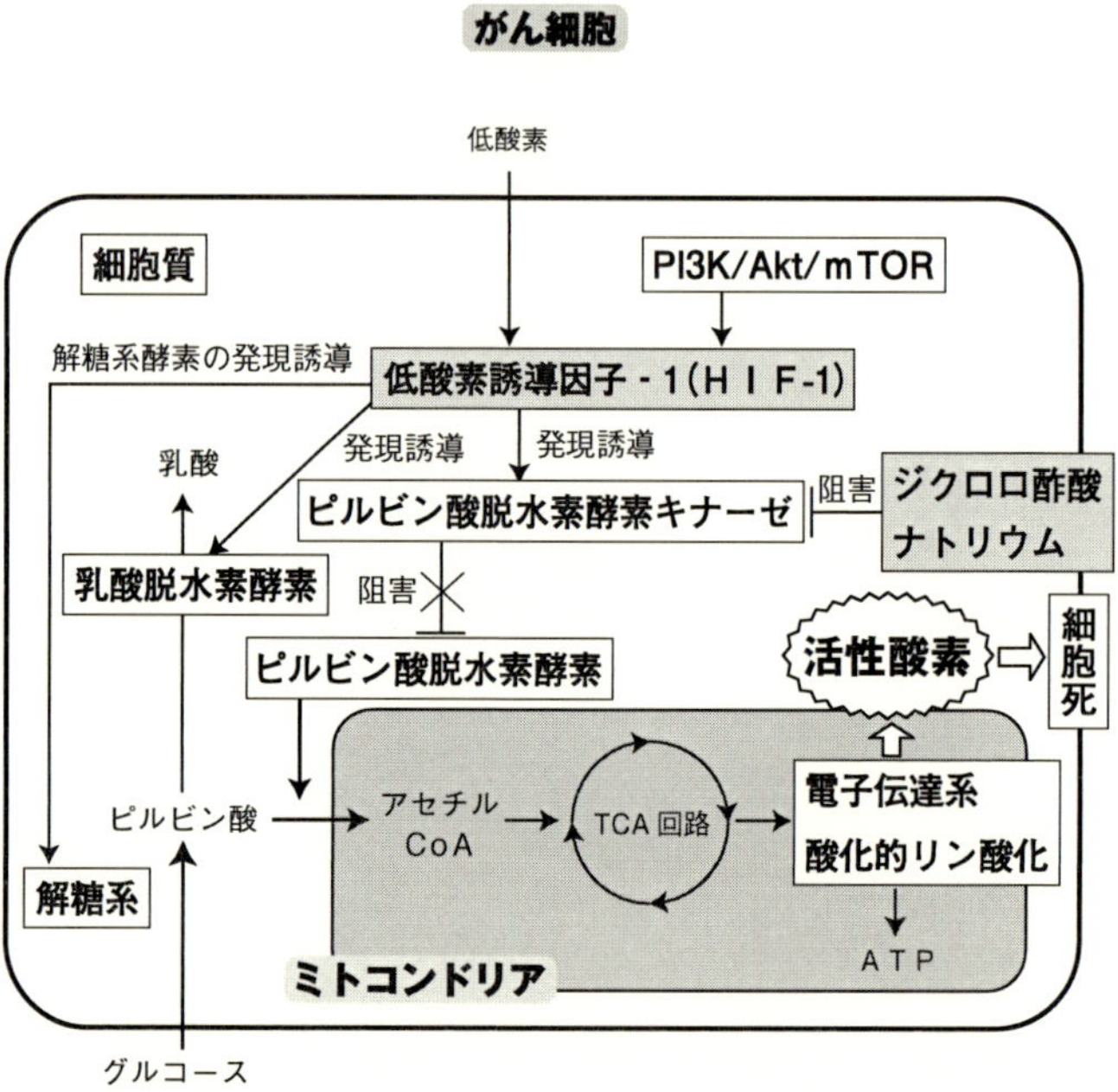

図11：低酸素誘導因子-１（ＨＩＦ-１）はピルビン酸脱水素酵素キナーゼの発現を誘導して、ピルビン酸脱水素酵素（ピルビン酸をアセチルＣｏＡに変換する）の働きを阻害するので、ミトコンドリアでの酸化的リン酸化によるＡＴＰ産生が抑制されている。
ジクロロ酢酸ナトリウムはピルビン酸脱水素酵素キナーゼの活性を阻害することによってピルビン酸脱水素酵素の活性を高め、ピルビン酸からアセチルＣｏＡへの変換を促進し、ＴＣＡ回路での代謝と酸化的リン酸化を亢進する。
ミトコンドリアでの酸化的リン酸化が亢進すると、活性酸素の産生が増えてがん細胞が死滅する。

かという疑問が出るかもしれませんが、ミトコンドリアは細胞の重量の10％以上を占めるくらい大量に存在するので、ミトコンドリアで一斉に酸化的リン酸化が亢進すれば細胞を死滅させることができると考えられています。

培養がん細胞や動物移植腫瘍を用いた実験でジクロロ酢酸ナトリウムの抗腫瘍作用は証明されています。

臨床試験でも有効性が報告されており、がんの代替医療では利用する患者さんが増えています。

人間の場合、1日体重1kg当たり10～15mgを水に溶解して服用します。TCA回路が亢進するとビタミンB1を消耗するのでビタミンB1の補充が副作用予防に必要です。

第6章

活性酸素の産生を高めるメトホルミンとレスベラトロール

◆がん細胞の酸化ストレスを高めると死滅しやすくなる

がん細胞では酸素が十分に存在する場合でも、解糖系でのブドウ糖代謝が亢進して、相対的にミトコンドリアでの酸素呼吸は抑制されています。

一般的に、増殖の早いがん細胞では、ＡＴＰ産生の50％以上が解糖系で産生されると言われています。

しかし、それでも、ミトコンドリアでの酸化的リン酸化によるエネルギー産生は起こっています。

がん細胞はミトコンドリア機能にいろんな異常があるので、正常細胞に比べて活性酸素が発生しやすくなっています。そこで、がん細胞は酸化ストレスを軽減するために、細胞に備わった抗酸化システムを亢進しています。

多くの抗がん剤治療によって引き起こされる細胞死（アポトーシス）は、全てではないにしてもそのほとんどは活性酸素種によって引き起こされる可能性が示されています。

放射線照射が活性酸素種の産生によってアポトーシスを誘導するのと同じように、多くの抗がん剤も最終的には活性酸素種を産生することによってアポトーシスを誘導しているのです。

このような活性酸素種を産生させてがん細胞を死滅させる治療で抗酸化剤のN－アセチルシステインやグルタチオンを同時投与すると、がん細胞の死滅は起こらなくなります。

したがって、抗がん剤や放射線治療の効き目を高める方法として、ミトコンドリアでの活性酸素の量を増やす方法（呼吸酵素複合体－Ｉの阻害など）と抗酸化システム（グルタチオン、チオレドキシンなど）を阻害する方法を組み合せることが有用であることが理解できます。

この章では前者の活性酸素の量を増やす方法を紹介します。後者については第8章で解説します。

◆電子伝達系(呼吸鎖)からの漏れが活性酸素種の量を高めている

ミトコンドリアにおける電子伝達系においてATPが産生されるとき、必然的に活性酸素種(スーパーオキシド、過酸化水素、ヒドロキシラジカルなど)が発生します。

ミトコンドリアのTCA回路によりNADHや$FADH_2$の形で捕捉された水素は、ミトコンドリアにおいて、一連の酵素系(呼吸鎖複合体Ⅰ~Ⅳ)とATP合成酵素(呼吸鎖複合体Ⅴとも言う)の連鎖を経て、最終受容体である酸素(O_2)に渡されて水(H_2O)になります。

複合体Ⅰ~Ⅳの段階は、ミトコンドリア内膜のたんぱく質や補酵素間で電子のやり取りが起こる過程であるため電子伝達系(呼吸鎖)と呼ばれます。

電子伝達系によってミトコンドリアマトリックスから膜間空間にプロトン(水素イオン)がくみ出され、輸送されたプロトンによってミトコンドリア内膜の内外に電気化学的ポテンシャル(プロトンによって生じる電荷の差)が作り出されます。

マトリックス側に戻るプロトンの駆動力を利用してATP合成酵素がADPと無機リン

酸からATPを合成します。これを酸化的リン酸化と言います。

ミトコンドリアの呼吸鎖や酸化的リン酸化の過程が阻害されると、プロトン（水素イオン）がうっ滞して、ミトコンドリアからの活性酸素種の産生が増加します。

メトホルミンやレスベラトロールは呼吸酵素複合体－Ⅰを阻害して、ミトコンドリアからの活性酸素の発生を増やす作用が報告されています。

◆植物のミトコンドリア毒ががん治療に利用できる

植物は細胞に毒作用のある化学成分を合成・蓄積することによって動物や鳥や虫からの攻撃を防いでいます。

植物が多くの毒を持っているのは、捕食者から自分を守るためです。毒草や毒キノコを摂取して人間が死ぬ場合もあります。

このような毒は適量を使うと病気の治療に有効なものもあります。

例えば、アブラナ科植物に含まれるイソチオシアネート類やネギ科のアリル化合物、カフェインなどは多くの動物に対して毒になりますが、人間には薬効成分として利用されています。

植物には血液の凝固を阻害して出血しやすくする成分も知られています。

これを大量に摂取した動物は出血を起こして死ぬ可能性があり、植物が身を守る毒の一種ですが、このような成分は血栓の予防の治療に使えます。

植物体に病原菌や寄生菌が侵入すると、植物細胞は抗菌性物質（生体防御物質）を生成する場合があります。

このような生体防御物質をファイトアレキシン（phytoalexin）といいます。

例えば、赤ブドウの皮などに含まれ寿命延長作用やがん予防効果が話題になっているレスベラトロール（Resveratrol）もファイトアレキシンの一つです。

アブラナ科植物のホソバタイセイに含まれる抗菌成分のグルコブラシシンも病原菌の感染から身を守るために作られます。

ホソバタイセイの葉に病原性ウイルスを感染させたり機械的に傷をつけるとグルコブラ

シシンが多く作られてくることから、グルコブラシシンはホソバタイセイの生体防御の役割をしていると考えられています。

このグルコブラシシンを人間が摂取すると、体内でインドール－3－カルビノールやジインドリルメタンのようながん予防成分に変換します。

このように、植物は病原菌からの感染や、虫や動物から食べられるのを防ぐために、生体防御物質や毒になるものをもっています。

このような物質は、人間でも抗菌作用や抗ウイルス作用が期待できます。また、抗菌・抗ウイルス作用をもった成分の中には抗がん作用を示すものもあります。

さて、ミトコンドリアはもともと細菌です。

約20億年前に好気性細菌のα－プロテオバクテリアが原始真核細胞に寄生してミトコンドリアになったと考えられています。

したがって、植物の細胞毒には、ミトコンドリア毒も数多く見つかっています。

ミトコンドリアの呼吸酵素複合体などを阻害して抗菌作用を示す物質としてガレガのビグアナイド、赤ブドウなどに含まれるレスベラトロール、牛蒡子《ごぼうし》に含まれるアルクチゲニンなどが知られています。

これらは、ミトコンドリアの呼吸酵素複合体－Ⅰを阻害してＡＴＰ産生を阻害し、さらに活性酸素の発生を増やして酸化ストレスを高める作用が報告されています。

◆メトホルミンはミトコンドリアの呼吸酵素複合体－Ⅰを阻害する

メトホルミン（metformin）は、世界中で1億人以上の2型糖尿病患者に使われているビグアナイド系経口血糖降下剤です。

ビグアナイド剤は、中東原産のマメ科の植物ガレガ（Galega officinalis）から１９２０年代に見つかったグアニジン誘導体から開発された薬です。

ガレガは古くから、糖尿病と思われる病気（口渇や多尿）の治療に経験的に使われ有効性が認められており、その関係でこのガレガから血糖降下作用のあるビグアナイドが発見されました。

メトホルミンは、ミトコンドリアの呼吸鎖の最初のステップである呼吸酵素複合体－Ｉを阻害することが明らかになっています。

その結果、ミトコンドリアでのＡＴＰ産生が減少し、ＡＭＰ：ＡＴＰの比が上昇し、ＡＭＰ活性化プロテインキナーゼ（ＡＭＰＫ）を活性化します。

活性化したＡＭＰＫは、肝臓の糖新生を抑制し、解糖を亢進し、骨格筋でのグルコース利用を促進して血糖を低下させます。

すなわち、メトホルミンの血糖降下作用はミトコンドリアにおけるＡＴＰ産生の阻害によって体内のＡＴＰ量が減少するためです。

体はＡＴＰを増やすために、グルコースの分解（異化）を促進し、糖新生（同化）を抑制するので、血糖が低下します。

このメトホルミンの呼吸酵素阻害作用は、がん細胞において活性酸素の産生を増やす目的でがん治療への応用が検討されています。

◆レスベラトロールは呼吸酵素複合体ーⅠとATP合成酵素を阻害する

植物は、外敵（病原菌など）や過酷な外的環境（紫外線や熱や重金属など）に打ち勝つために、様々な生体防御物質を合成しています。

植物体に病原菌や寄生菌が侵入したときに植物細胞が合成する抗菌性物質（生体防御物質）をファイトアレキシンと言いますが、レスベラトロールもファイトアレキシンの一種です。

レスベラトロールはポリフェノールの一種で、気候変動やオゾン、日光、重金属、病原菌による感染などによる環境ストレスに反応して合成が誘導されます。

赤ぶどうの果皮や赤ワインに多く含まれています。ラズベリー、ブルーベリー、マルベリー（桑の実）、イタドリなどにも含まれています。

レスベラトロールはメトホルミンと同じミトコンドリア毒で、呼吸酵素複合体ーⅠを阻害し、エネルギー産生を低下させます。

レスベラトロールの合成は細菌や真菌の感染に対応するために誘導され、これらの病原体に毒性を示します。

したがって、レスベラトロールがミトコンドリア毒であっても何も不思議ではないのです。

植物にはミトコンドリア毒が豊富です。

牛蒡子に含まれるアルクチゲニンもミトコンドリアの電子伝達系の複合体－Ⅰを阻害して抗がん作用を示すことが報告されています。

生薬の黄連《おうれん》や黄柏《おうばく》に含まれるベルベリンも呼吸酵素複合体を阻害します。半枝蓮は解糖系と酸化的リン酸化の両方を阻害します。

がん治療において、ミトコンドリアの呼吸酵素を阻害する物質は、活性酸素の産生亢進とエネルギー産生阻害の２つの機序で抗腫瘍効果を発揮します。

◆メトホルミンと２―デオキシ―Ｄ―グルコースの相乗効果

第５章で紹介した２－デオキシ－Ｄ－グルコース（２－ＤＧ）は解糖系を阻害することによってＡＴＰ産生を阻害します。

経口糖尿病薬のメトホルミンはミトコンドリアの呼吸酵素を阻害してＡＴＰの産生を阻害する作用があります。

最近の研究では、メトホルミンが２－ＤＧと同様に解糖系酵素のヘキソキナーゼの活性を阻害する作用も明らかになっています。

したがって、２－ＤＧとメトホルミンを併用すると、がん細胞のエネルギー産生を阻害する効果を高めることができます。

実際に、マウスの移植腫瘍の実験モデルで、２－ＤＧとメトホルミンを併用すると相乗的な抗腫瘍効果が得られることが、テキサス大学ＭＤアンダーソンがんセンターから報告されています。（Mol Cancer Ther・10（12）:2350-2362,2011）

培養がん細胞を用いた実験では、2‐DGで解糖系を阻害しても、がん細胞を死滅させるだけの効果は得られませんが、メトホルミンを同時に投与すると、がん細胞は死滅しました。

様々な種類のがん細胞をマウスに移植した動物実験において、2‐DGとメトホルミンはそれぞれ単独では抗腫瘍効果は弱いのですが、この2つを併用すると強い腫瘍縮小効果が認められています。

がん細胞が増殖するためには、増殖のシグナルと、エネルギー産生と物質合成のための材料が必要です。

増殖シグナル伝達系は、インスリン／インスリン様成長因子‐1とそれらの受容体の結合によって刺激されるPI3K／Akt／mTORC1伝達系が重要です。

メトホルミンはミトコンドリアの呼吸鎖（電子伝達系）と解糖系のヘキソキナーゼを阻害してATP産生を阻害する作用がありますが、さらにAMP活性化プロテインキナーゼ（AMPK）を活性化してmTORC1（哺乳類ラパマイシン標的たんぱく質複合体‐1）

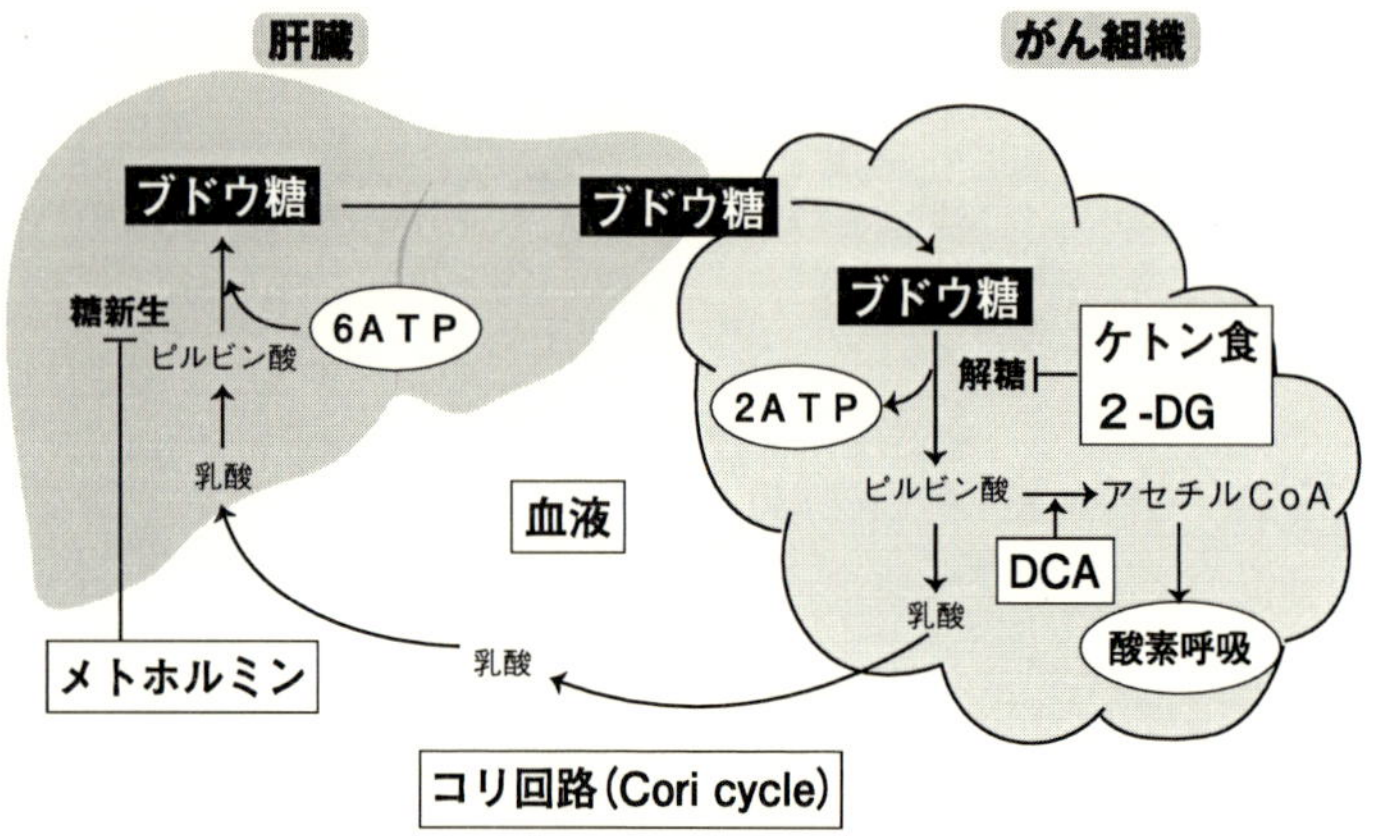

図12:がん細胞は解糖系が亢進して乳酸の産生が増えている。乳酸によるアシドーシス(酸性血症)を防ぐため、肝臓で乳酸をブドウ糖に変換する(コリ回路という)。メトホルミンは糖新生を阻害するので、乳酸アシドーシスの副作用を起こしやすい。そこで、ケトン食や2-デオキシ-D-グルコース(2-DG)でがん細胞の解糖系を阻害し、ジクロロ酢酸ナトリウム(DCA)でピルビン酸からアセチルCoAへの変換を促進すると乳酸アシドーシスを防ぎ、がん細胞の増殖を抑制できる。

の活性を阻害することによってがん細胞の増殖を抑制します。

一方、2−DGはブドウ糖代謝の解糖系とペントース・リン酸経路を阻害することによって、エネルギー産生と物質合成を抑制し、その結果、がん細胞の増殖が抑えられます。

すなわち、2−DGとメトホルミンの同時投与は、がん細胞のエネルギー産生と物質合成と増殖シグナル伝達を効率的に阻害することによって、がん細胞の増殖を阻害することができるのです。

メトホルミンには乳酸アシドーシスを引き起こす副作用があります。乳酸が増えて、血液が酸性（アシドーシス）になる状態です。

大きながん組織があると乳酸の産生が増えています。乳酸アシドーシスを防ぐために、肝臓では乳酸をブドウ糖に変換する糖新生が亢進します。

メトホルミンは糖新生を阻害する効果があるので、乳酸産生の増加した状態でメトホルミンを服用すると乳酸アシドーシスを起こしやすくなります。

そこで、がん細胞の解糖系を抑制し、ミトコンドリアでの酸素呼吸を増やす2－デオキシグルコースやジクロロ酢酸ナトリウムやケトン食を併用するとメトホルミンによる乳酸アシドーシスの発生を防ぐことができます。特にジクロロ酢酸ナトリウムは乳酸アシドーシスの治療に古くから使用されています。（図12）

◆メトホルミンとレスベラトロールは寿命を延ばす

体には、軽度なストレスを受けると、そのストレスを排除するために細胞内システムが活性化して、そのストレスに対する抵抗力を高めるようになるという仕組みがあります。

生物に対して通常有害な作用を示すものが、微量であれば逆に刺激作用を示す有益な作用になるという現象です。

こうした生理的刺激作用を「ホルミシス（Hormesis）」と言います。

除草剤（農薬）のパラコートは活性酸素を発生させます。

線虫を様々な濃度のパラコートの入った培地で育てて、その寿命を検討した実験があります。

パラコートの濃度が極めて低い（0・005mM以下）と寿命に影響は及ぼしませんが、濃度が0・01mMから0・5mMの場合は、寿命が最大で60%くらい延長します。1mM以上だと逆に寿命は短縮します。

軽度の酸化ストレスは寿命を延ばし、高度の酸化ストレスはダメージを与えるので寿命は短縮するという結果です。

ミトホルミシス（Mitohormesis）というのは「ミトコンドリアをターゲットにしたホルミシス効果」という意味です。

例えば、ミトコンドリアでの活性酸素の産生が高まると、細胞内の抗酸化力が高まるので、ストレスに対する抵抗力が高まって寿命が延びるという考えです。

カロリー制限や適度な運動、2－デオキシ－D－グルコース、メトホルミン、レスベラトロールはミトコンドリアでの呼吸活性を上昇させ、活性酸素種の発生が増えます。

その結果、細胞は転写因子のＦｏｘＯ３ａやＰＧＣ－１αやＮｒｆ２の活性を高め、抗酸化酵素や解毒酵素の発現を高め、ストレス抵抗性を高め、加齢関連疾患の発症を抑制し、寿命を延ばす作用を発揮します。

2－デオキシ－D－グルコース（2－ＤＧ）は寿命延長作用があります。

2－ＤＧで解糖系を阻害すると、ミトコンドリアでの呼吸活性が上昇し、活性酸素種が増えます。

Ｎ－アセチルシステインを添加して活性酸素種を消去すると、2－ＤＧの寿命延長効果は消えてしまいます。

したがって、２－ＤＧは適度な酸化ストレスを細胞に与えてホルミシス効果でストレス抵抗性を高め、寿命を延ばすというメカニズムが証明されています。

同様の結果はメトホルミンやレスベラトロールでも確認されています。

両者は呼吸酵素複合体－Ⅰを阻害して活性酸素の産生を増やして酸化ストレスに対する抵抗力を高め、その結果、寿命を延ばすのです。

日頃から過剰の抗酸化剤を摂取していると、細胞の抗酸化力や解毒力などのストレス抵抗性を弱めて、酸化傷害を受けやすい状態になる可能性が指摘されています。

過剰な抗酸化性サプリメントの摂取ががんの発生を促進し、寿命を短くすることが報告されています。

抗酸化剤のサプリメントの摂取が健康に良くないというのはがん予防の領域だけでなく、糖尿病などの領域でも指摘されています。

運動には様々な健康作用があり、インスリン抵抗性を改善して、糖尿病の予防に有効であることは証明されています。

運動後に抗酸化性のサプリメントを摂取すると、運動の健康作用がキャンセルされるという結果が報告されています。

運動で軽度の酸化ストレスが発生すると、ミトホルミシスのメカニズムで体の抗酸化力を高めるのですが、抗酸化剤を摂取するとそのミトホルミシスが作用しないので、運動の健康作用（インスリン抵抗性の改善など）がキャンセルされるということです。

運動するとＰＰＡＲγ（ペルオキシソーム増殖因子活性化受容体γ）やＰＧＣ－１α（ＰＰＡＲ－γコアクチベーター１α）の発現が亢進し、内因性の抗酸化酵素（ＳＯＤやグルタチオンペルオキシダーゼなど）の発現などにより酸化ストレス抵抗性が亢進します。

しかし、ビタミンＣとビタミンＥを摂取すると、この抗酸化酵素の発現誘導が阻止されるのです。

第7章

ワールブルグ効果を是正するケトン食

◆絶食すると体脂肪が燃焼してエネルギーが産生される

血液中には血糖として空腹時で70～110mg/dl（4～6mmol/L）の濃度でブドウ糖（グルコース）が存在します。

体内では糖質はグリコーゲンとして貯蔵されており、必要に応じてグリコーゲンが分解されてブドウ糖を血中に放出することによって血糖を維持しています。

グリコーゲンはブドウ糖が多数結合したもので、主に肝臓や筋肉に貯蔵されています。グリコーゲンは、動物の体内でエネルギーを一時的に保存しておくための物質で、脂肪に比べると利用しやすいかわりに、短時間で枯渇する欠点を持っています。

一方、脂肪は体積当たりのエネルギー量が糖質より大きく、体脂肪として体内に貯蔵され、長期的なエネルギーの保存に適した物質と言えます。

絶食すると体内に蓄積されたグリコーゲンは半日から1日くらいで無くなってしまいますが、血糖を維持する必要があるので、グルカゴンというホルモンの働きで、ピルビン酸や乳酸や一部のアミノ酸など糖質以外の物質からブドウ糖を産生します。

これを糖新生と言い、主に肝臓と腎臓で行われます。

それでも食事からの糖質の補充がなければ、体に蓄えられている脂肪を分解してエネルギー（ＡＴＰ）を産生するようになります。

脂肪は1分子のグリセロール（グリセリン）と3分子の脂肪酸が結合した構造をしています。糖質の貯蔵が枯渇すると体内の脂肪細胞に貯蔵された脂肪が脂肪分解酵素（リパーゼ）の働きでグリセロールと遊離脂肪酸に分解され、血液に入って他の組織に運ばれます。

グリセロールは肝臓で代謝され、糖新生によってブドウ糖に変換されます。一方、脂肪酸は筋肉や肝臓や心臓など他の臓器・組織の細胞に運ばれ、ミトコンドリアで分解（酸化）されてエネルギーを産生します。

◆ブドウ糖が枯渇した状況で脂肪酸が燃焼するとケトン体が産生される

通常は、細胞が必要なエネルギー（ＡＴＰ）は、ブドウ糖が解糖系でピルビン酸に分解され、ピルビン酸がミトコンドリアでアセチルＣｏＡを経てＴＣＡ回路（クエン酸回路）で代謝され、さらに酸化的リン酸化によって産生されます。

一方、脂肪酸からエネルギーを産生する場合は、脂肪酸がミトコンドリア内で分解されてアセチルＣｏＡになり、このアセチルＣｏＡがＴＣＡ回路で代謝され、ＡＴＰ産生に使われます。

脂肪酸の酸化で作られるアセチルＣｏＡの多くはＴＣＡ回路（クエン酸回路）に入りますが、絶食時などブドウ糖の供給が少ない状況ではアセチルＣｏＡをＴＣＡ回路で代謝する時に必要なオキサロ酢酸が不足するためＴＣＡ回路が十分に回りません。

そのためＴＣＡ回路で処理できなかった過剰のアセチルＣｏＡは肝臓でケトン体の合成に回されます。

肝細胞では、脂肪酸が分解されてできたアセチルＣｏＡはアセトアセチルＣｏＡになり、３－ヒドロキシ－３－メチルグルタリル－ＣｏＡ（ＨＭＧ－ＣｏＡ）を経てアセト酢酸が生成され、これは脱炭酸によってアセトンへ、還元されてβ－ヒドロキシ酪酸へと変換されます。

このアセト酢酸、β－ヒドロキシ酪酸、アセトンの３つをケトン体と言います（図12）。

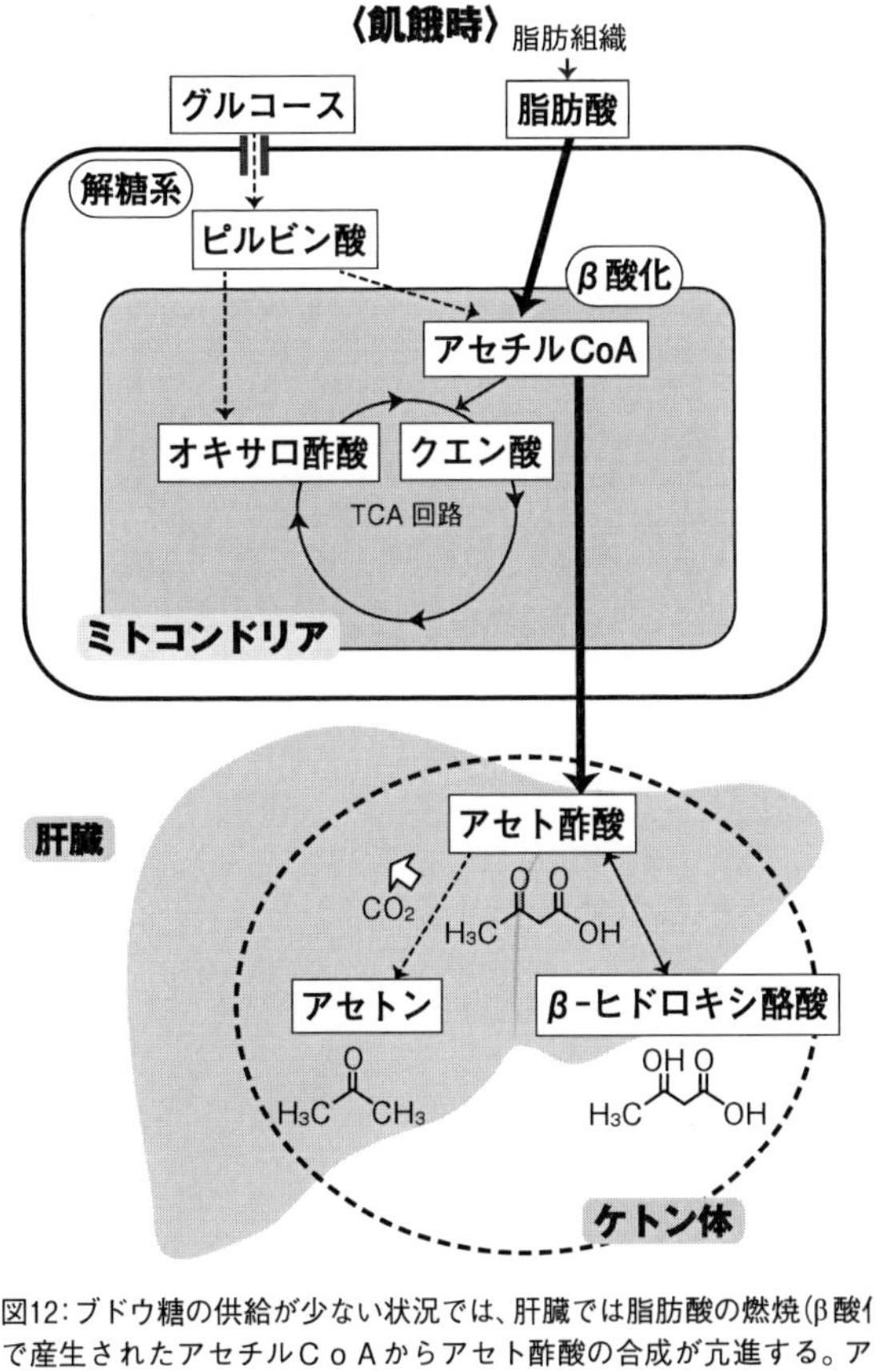

図12：ブドウ糖の供給が少ない状況では、肝臓では脂肪酸の燃焼（β酸化）で産生されたアセチルＣｏＡからアセト酢酸の合成が亢進する。アセト酢酸は脱炭酸によってアセトンへ、還元されてβ-ヒドロキシ酪酸へと変換される。
このアセト酢酸、β-ヒドロキシ酪酸、アセトンの３つをケトン体と言う。アセト酢酸とβ-ヒドロキシ酪酸は血液を介して他の組織や細胞に運ばれて、アセチルＣｏＡに変換されてＴＣＡ回路でＡＴＰ産生に使用される。

ケトン体は肝臓（ケトン体を利用する酵素が無い）と赤血球（ミトコンドリアが無い）以外の細胞でエネルギー源として利用されます。

脂肪酸と違ってケトン体は水溶性であるため、特別な運搬たんぱく質の助けがなくても肝臓からその他の臓器（心臓や筋肉や腎臓や脳など）に効率よく運ばれ、細胞内でケトン体は再びアセチル－ＣｏＡに戻され、ＴＣＡ回路で代謝されてエネルギー源となります。

この際、エネルギー産生に使われるのはアセト酢酸のみで、β－ヒドロキシ酪酸はアセト酢酸に変換されて初めてエネルギー代謝に使用され、アセトンはエネルギー源にはならず呼気から排出されます。

◆血液中のケトン体が増えた状態をケトーシス（ケトン症）と言う

70kgの普通の体型の成人で、体脂肪は12kg程度、グリコーゲンの貯蔵は肝臓に１００g以下、筋肉に４００g以下です。

体内のグリコーゲン貯蔵は最大で５００g以下です。５００gのグリコーゲンは２００

0キロカロリーに相当します。

従って、通常は一日の絶食によって肝臓と筋肉のグリコーゲンは消費されてしまいます。

そのまま何も食事を摂取しないでグリコーゲンが枯渇すると、グルカゴンが分泌され、インスリンは減少して、脂肪組織から脂肪酸が遊離し、筋肉組織でエネルギー源として利用され、肝臓では脂肪酸からケトン体が産生されます。

通常、朝起きたときのケトン体のレベルは0・1〜0・3mMです。

血中のブドウ糖濃度は4〜6mmol/L（mM）程度です。ケトン体（主にβ-ヒドロキシ酪酸）の濃度は、24時間の絶食で0・3〜0・5mM（mmol/L）、2〜3日間の絶食で1〜2mMと増えていきます。

10日くらいするとブドウ糖濃度を超え、脳の神経細胞もケトン体が主なエネルギー源になります。

血液中にケトン体が増えている状態をケトーシス（ケトン症）と言います。

絶食時にケトン症が起こるのは、脳の神経細胞にエネルギー源を供給するための生理的な現象で、生理的ケトーシスと言います。

生理的ケトーシスという用語はTCA回路（クエン酸回路）の発見で1953年にノーベル生理学・医学賞を受賞したハンス・クレブスが最初に用いています。

◆長期間の絶食ではケトン体は6〜8mMくらいに上昇する

断食療法が多くの病気の治療や健康増進に有効であることは経験的に知られていますが、その作用機序の一つが脂肪の燃焼によるケトン体の産生にあります。

ケトン体には様々な健康作用が明らかになっています。

絶食して2〜3日後にはケトン体のβ-ヒドロキシ酪酸の血中濃度が1〜2mM（mmol／L）程度に増え、7〜10日後にはβ-ヒドロキシ酪酸の血中濃度は4〜5mMくらいまで増えます。20日間以上の絶食では6〜7mMくらいに増えます。

アセト酢酸を含めた総ケトン体量としては7〜8mM程度まで上昇します。人によっては血中総ケトン体濃度が10mMくらいまで上がる人もいるようですが、これは肝臓でのケトン体産生能と組織での消費のバランスによるためです。

しかし、肝臓での産生能に限界があるのと、他の組織でエネルギー源として使用されるため、無制限には上昇しません。

長期の絶食でも通常はケトン体濃度は6〜8mM程度であり、この濃度であれば酸性血症（アシドーシス）にはなりません。

通常の血液のpH（水素イオン指数）は7・4です。

ケトン体のアセト酢酸とβ－ヒドロキシ酪酸は酸性が強いので、ケトン体が血中に多くなると血液や体液のpHが酸性になります。

しかし、血液には緩衝作用があるので、長期の絶食で起こりうる6〜8mM程度の血中ケトン体濃度では、酸性血症（アシドーシス）にはなりません。

1型糖尿病でインスリンの働きが無い状態で脂肪の分解が進むと、血糖は300mg/dl以上、血中ケトン体濃度は25mM以上になり、血液は酸性（pHが7・3以下）になります。

	通常の食事	飢餓やケトン食	糖尿病性ケトアシドーシス
血糖値(mg/dl)	80〜120	65〜80	300以上
インスリン(μU/ml)	6〜23	6.6〜9.4	0
ケトン体濃度(mmol/L)	0.1	7〜8以下	25以上
血液のpH	7.4	7.4	7.3以下

表1：糖尿病性ケトアシドーシスはインスリンが分泌されない状況で発症し、血糖値は300 mg/dL以上になり、ケトン体の血中濃度は25mmol/L(25mM)以上になり、血液のpHは7.3以下になってアシドーシス(酸性血症)になる。
一方、飢餓やケトン食では血糖値は正常範囲に維持され、ケトン体濃度の上限は８mmol/L(８mM)程度であり、この場合は血液の緩衝作用によって血液が酸性になることはない。飢餓やケトン食によるケトーシスを生理的ケトーシスと言う。(出典：Int J Environ Res Public Health・11(2):2092-2107,2014)

このようにケトン体が大量に増えて血液や体液が酸性になった状態をケトアシドーシスと言います。

１型糖尿病におけるケトアシドーシスは病的なケトン症で、適切な治療を行わないと死に至ります。

一方、長期の絶食によるケトン症は生理的なケトン症（生理的ケトーシス）であり、全く病的な問題は起こしません。むしろ健康作用の方が多く指摘されています。

糖尿病性ケトアシドーシスでは高血糖と25mM以上の高ケトン血症によって生命が危険な状態になりますが、絶食やケトン食による生理的なケトン症ではアシドーシスにはならないのです（表1）。

ケトン体は肝細胞と赤血球（ミトコンドリアが無い）を除く全ての細胞で利用でき、日常的に産生されています。

糖質を普通に摂っている人の血中ケトン体（アセト酢酸とβ－ヒドロキシ酪酸の合計）の基準値は26～122μmol／Lです。

絶食すると数日で血中ケトン体は基準値の30～40倍もの高値（1～6mmol／Lのレベル）になりますが、インスリンの作用が保たれている限り安全です。

一時的に酸性血症（アシドーシス）になることもありますが、血液の緩衝作用によって直ぐに正常な状態に戻ります。

つまり、ケトン体の上昇が怖いのは、インスリンの作用不足がある糖尿病の場合で、糖尿病性ケトアシドーシスはインスリン作用の欠乏を前提とした病態です。

断食や糖質制限に伴うケトン体産生の亢進の場合は生理的であり、インスリン作用が正常であれば何の問題もないと言えます。

◆ケトン体は絶食時の脳のエネルギー源となる

ケトン体は、ブドウ糖（グルコース）が枯渇したときに、脳にエネルギー源を供給するために肝臓で作られます。

多くの細胞はブドウ糖が無くても脂肪酸を分解してエネルギーを産生できます。しかし、脳の神経細胞は例外です。神経細胞は脂肪酸をエネルギー源として利用できないのです。

ケトン体は水溶性で細胞膜や血液脳関門を容易に通過し、骨格筋や心臓や腎臓や脳など多くの臓器に運ばれ、これらの細胞のミトコンドリアで代謝されてブドウ糖に代わるエネルギー源として利用されます。特に脳にとってはブドウ糖が利用できないときの唯一のエネルギー源となります。

血中のケトン体濃度が上昇するのに比例して、脳のエネルギー産生におけるケトン体の依存度は増えます。たとえば、2~3日間の絶食で達する1・5mMのケトン体濃度では、

血中のケトン体濃度		脳のエネルギー生産におけるケトン体依存率
0.3-0.5mM	(12-24時間絶食)	3-5%
1.5mM	(2-3日間絶食)	18%
5mM	(8日間絶食)	60%
7mM	(20日間以上絶食)	>60%

表2：血中ケトン体濃度による、脳のエネルギー産生におけるケトン体依存の割合。(出典：J. Lipid Res. 55: 1818-1826, 2014)

脳のエネルギー産生の18%がケトン体に依存します。

8日間の絶食で達する5mMでは脳が消費するエネルギーの60%がケトン体由来になります。

20日間以上の絶食で達せられる7mMでは、60%以上がケトン体由来になります（表2）。

◆ケトン体の健康作用が注目されている

狩猟採集を行っていた時代には、飢餓状態において貯蔵脂肪が盛んに燃焼し日常的にケトン体が多く産生されていました。

現代人はケトン体が出ないような食生活になっています。これが多くの病気を引き起こしている可能性が指摘されています。

絶食で産生されるケトン体はブドウ糖以上に安全で、エネルギー源として有用な正常な代謝産物であることが明らかになっています。

さらに最近の研究によって、細胞のシグナル伝達や遺伝子発現の調節や抗炎症作用や抗酸化作用などの様々な有用な働きが明らかになり、顕著な減量効果、老化予防や寿命延長効果、がんやアルツハイマー病などの難病の治療にも有効であることが報告されるようになりました。

ケトン体は19世紀中頃に糖尿病性ケトアシドーシスの患者の尿に大量に含まれることから最初に見つかったので、「ケトン体は脂質の不完全な酸化によって生成される毒性のある不必要な代謝産物である」とこの時代の医師の多くが認識していました。

しかし、20世紀のはじめになると、「ケトン体は、飢餓時や食事からの糖質や糖原性アミノ酸の供給が不足したときに、肝臓で脂肪酸から産生される正常な代謝産物で、肝臓以外の組織で容易にエネルギー源として利用される」ことが明らかになりました。

さらに、1920年代にはケトン体の産生を増やすケトン食が、小児の薬剤抵抗性てんかんの治療に極めて有効であることが明らかになりました。

1967年には、長期間の絶食や飢餓時に脳のエネルギー源としてブドウ糖に代わってケトン体が使用されることが明らかになりました。

それまでは脳のエネルギー源はブドウ糖のみと考えられていたのです。現在では、脳はブドウ糖よりケトン体を好んで使用することが明らかになっています。

1990年代に入ると、食事によってケトン体の産生を高めるケトン食が、ブドウ糖の利用障害のある神経疾患の治療に有効であることが明らかになります。

さらに、パーキンソン病やアルツハイマー病などの脳では、ミトコンドリアの機能異常によって、エネルギー産生が低下していることが多くの研究で明らかになっています。

すなわち、ケトン体はミトコンドリアでATP産生に効率よく利用され、さらに神経細胞をフリーラジカルの害から守る作用があるので、ケトン食がパーキンソン病やアルツハイマー病やその他の神経変性疾患の治療に有効であることが報告されるようになりました。

近年では、ケトン体のβ－ヒドロキシ酪酸がヒストン脱アセチル化酵素の阻害作用によって遺伝子発現に作用してストレス抵抗性の増強や抗老化や寿命延長の効果を発揮することや、炎症を引き起こすＮＬＲＰ３インフラマソームの活性を阻害することによって抗炎症作用を示す作用、細胞膜の受容体を介して細胞機能に影響する作用などが明らかになっています。

β－ヒドロキシ酪酸が様々な老化性疾患を予防し、寿命を延ばす効果も指摘されるようになってきました。

つまり、発見された当時は「毒性のある不要な代謝産物」と思われていたケトン体が、実際は、極めて多彩で有用な働きを発揮する代謝産物であることが判明したのです。

◆ケトン食は絶食療法と同じ効果がある

難治性てんかんの治療に絶食が有効であることが知られています。がんやその他の様々な難病の食事療法として断食や絶食が行われています。絶食すると体脂肪が燃焼してケトン体ができます。このケトン体には抗炎症作用や細胞保護作用があります。

また、絶食すると細胞のオートファジー（自食作用）が亢進して、細胞内に蓄積した異常たんぱく質を分解して除去してくれます。

しかし、絶食を長期間実行することは困難です。体重が減っていくと体力も体の治癒力も低下していくからです。この絶食療法と同じ効果があるのがケトン食です。

ケトン食（ketogenic diet）というのは、体内でケトン体が多く産生されるように考案された食事です。

てんかんの治療目的で、絶食療法の代わりとして考案された食事療法で、低糖質と高脂肪を組み合わせて、脂肪の燃焼を促進しケトン体の産生を高めた食事です。

一般的に脂肪の取り過ぎは健康に悪いと考えられていますが、健康に悪いのは動物性の飽和脂肪酸や食用油に多く含まれるω6系不飽和脂肪酸（リノール酸、γ－リノレン酸、アラキドン酸）と言われる脂肪です。

一方、魚油に多く含まれるドコサヘキサエン酸（ＤＨＡ）やエイコサペンタエン酸（ＥＰＡ）、紫蘇油や亜麻仁油に含まれるα－リノレン酸のようなω3系不飽和脂肪酸やオリーブオイルを多く摂取すると、がんや循環器疾患の発生率を減らせることが報告されています。また、中鎖脂肪酸を多く摂取するとケトン体の産生を高めることができます。

ケトン食は高齢者や子供にも安全に行われる食事療法であり、ケトン体を増やすことは健康増進に良いといえます。

さらに、中鎖脂肪酸は未熟児や手術後の栄養補給にも利用されており、脂肪組織に蓄積せず、消化管から吸収されて門脈に入って直ちに肝臓で分解されてＡＴＰを産生します。その際に糖質の摂取を制限しておけば、アセチルＣｏＡはケトン体の生成に向けられます。つまり、中鎖脂肪酸トリグリセリドを多く摂取するケトン食（中鎖脂肪ケトン食）は安全で簡単に実施できるケトン食と言えます。

◆ケトン体のβ-ヒドロキシ酪酸はミトコンドリアを活性化させる

がん細胞は解糖系が亢進し乳酸の産生が増えています。

乳酸を産生する嫌気性解糖系は、細胞質で酸素を使わないでブドウ糖を分解する代謝系です。アルコール発酵や乳酸発酵と同じ代謝です。

発酵はブドウ糖やショ糖などの糖質しか原料になりません。脂肪酸やケトン体は発酵の原料にはなりません。脂肪酸やケトン体はミトコンドリアで酸素を使う代謝系でしか分解できないからです。

したがって、糖質の摂取を極力減らし、脂肪酸とケトン体をエネルギー産生の原料にした食事は、必然的に、解糖系の代謝を減らし、ミトコンドリアでの代謝を増やすことによって、がん細胞のワールブルグ効果（解糖系の亢進と酸化的リン酸化の抑制）を是正できることになります。

さらにケトン体はミトコンドリア新生を亢進することが知られています。

ミトコンドリアの増殖を刺激することによって、細胞内のミトコンドリアの数と量を増やすことができます。

ミトコンドリアが増えることを「ミトコンドリア新生」や「ミトコンドリア発生」と呼ぶのは以前お話ししたとおりです。

ミトコンドリア新生で最も重要な働きを担っているのが、PGC－1α（ペルオキシソーム増殖因子活性化受容体γコアクチベーター1α）です。ケトン体のβ－ヒドロキシ酪酸はこのPGC－1αを活性化する作用があります。

がん細胞のミトコンドリア機能を増やし活性化すると、解糖系が抑制され、乳酸の産生が低下し、がん細胞の増殖や浸潤が抑制されます。

がん細胞のミトコンドリアでの酸素呼吸を亢進すると、がん細胞の悪性度は低下することになります。

すなわち、がん細胞の代謝の特徴であるワールブルグ効果を是正し、がん細胞の増殖や転移を抑制します。

ケトン食の抗がん作用については、マウスの移植腫瘍を使った実験では1980年代から報告があります。

人間での最初の論文は１９９５年の小児の脳腫瘍の報告です。その後、基礎研究が進められ、ケトン食の抗がん作用に関する臨床試験が進められています。

ケトン食が抗がん剤や放射線治療の効き目を高める効果が指摘されています。

抗がん剤治療や放射線治療を行うときにケトン食によってがん細胞のエネルギー産生を阻害しておけば、治療効果を高めることができます。

◆β－ヒドロキシ酪酸はグルコースとグルタミンの利用を抑制する

ケトン体のβ－ヒドロキシ酪酸ががん細胞のミトコンドリアでのグルコースとグルタミンの利用を抑制し、がん性悪液質を改善する作用が報告されています。

がんの増大によって筋肉と脂肪の両方が減少する状態をがん性悪液質と言います。

がん組織が出す炎症性サイトカインなどが脂肪やたんぱく質の分解（異化）を進行させるのです。

悪液質は、脂肪組織だけでなく筋肉組織も進行性に減少するのが特徴で、通常の栄養不良や低カロリー摂取による生理的状態とは異なる病態です。

膵臓がん患者の80％以上ががん性悪液質の状態になり、膵臓がん関連の死亡の主要な原因となっているという報告があります。

膵臓がん細胞を用いた実験で、ケトン食で血中濃度が上昇するβ－ヒドロキシ酪酸が、がん細胞のグルコースとグルタミンの利用を抑制し、細胞増殖と悪液質を抑制するという結果が報告されています。

がん遺伝子のｃ－Ｍｙｃは解糖系とグルタミン利用（グルタミノリシスと言う）を亢進します。β－ヒドロキシ酪酸はｃ－Ｍｙｃの発現を抑制する作用があります。

がん性悪液質の発症メカニズムで最も重要なのは全身的な慢性的炎症状態です。がん関連の体重減少において筋肉組織の減少が、体力や抵抗力の低下の原因として重要です。筋肉組織の減少によって、体力が低下し、生活の質が悪くなり、治療に対する抵抗力が低下します。

ケトン体にはがん細胞の増殖を抑える作用だけでなく、炎症を抑える作用もあります。そのため、ケトン食はがん性悪液質の改善に有効です。

末期がんの患者16例を対象に、ケトン食の効果と安全性を検討した報告もあります。この報告では、脂肪とたんぱく質が豊富で炭水化物を1日70グラム以下に制限した食事は、臓器の働きを良くし、症状を改善する効果があるという結論が得られています。

がん細胞はブドウ糖の利用が高いのですが、筋肉組織など正常組織では脂肪酸やたんぱく質の需要が大きいので、糖質を少なくしたんぱく質や脂肪の多い食事の方が進行がん患者の状態を良くする効果が高いということです。また、この食事による副作用は認められていません。(Nutr Metab 8 (1) :54,2011)

ケトン食は食事の糖質をできるだけ減らし、減った分のカロリーを油脂で補う超低糖質高脂肪食です。

具体的方法については、拙著『ブドウ糖を絶てばがん細胞は死滅する！　今あるがんが消えていく「中鎖脂肪ケトン食」（彩図社、2013年）』『やせる！ 若返る！ ケトン体食事法（洋泉社、2016年）』をご参照下さい。

第8章

抗酸化システムを阻害すると酸化ストレスが増強する

◆オーラノフィンはチオレドキシン還元酵素を阻害する

がん細胞は恒常的に細胞増殖活性を示すために、ブドウ糖の取り込みと解糖系の亢進という代謝の特徴を持ちます。

ミトコンドリアでの酸素を使ったATP産生は抑制されて、活性酸素の産生を高めないようにしています。

さらに、抗酸化システムを増強して酸化ストレスに対する抵抗性を高めて細胞死を防いでいます。

そのため、がん細胞はブドウ糖の取り込みや解糖系の阻害や、酸化的リン酸化の活性化や、抗酸化システムの阻害で死滅するという特徴があります。

このように、がん細胞のアキレス腱（弱点）を攻撃することによって、正常細胞には悪影響を及ぼさずに、がん細胞だけを選択的に死滅させることができます。

この章では、がん細胞の抗酸化システムを阻害する方法を解説します。

オーラノフィン（Auranofin）は、関節リュウマチにおける炎症反応や免疫異常を抑制して、寛解《かんかい》へと導く経口金製剤として1985年以降臨床で使用されています。炎症細胞の機能抑制や、免疫細胞に作用して自己抗体の産生を抑制して、関節における炎症を抑制します。

最近、オーラノフィンの抗腫瘍効果が注目されています。オーラノフィンの抗腫瘍作用のメカニズムの一つがチオレドキシン還元酵素の阻害作用です。

チオレドキシンとは、分子内に酸化還元活性を有するSH基を持つ抗酸化酵素で、活性酸素から細胞を保護する作用を示すほか、細胞内シグナル伝達にも関与する多機能たんぱく質です。

細胞内における主要な抗酸化機構の一つであり、細菌からヒトに至るまで普遍的に存在しています。チオレドキシン・システムは、チオレドキシン、チオレドキシン還元酵素、NADPHより構成されます。

還元型チオレドキシンは、酸化された標的たんぱく質に結合し、標的たんぱく質のジス

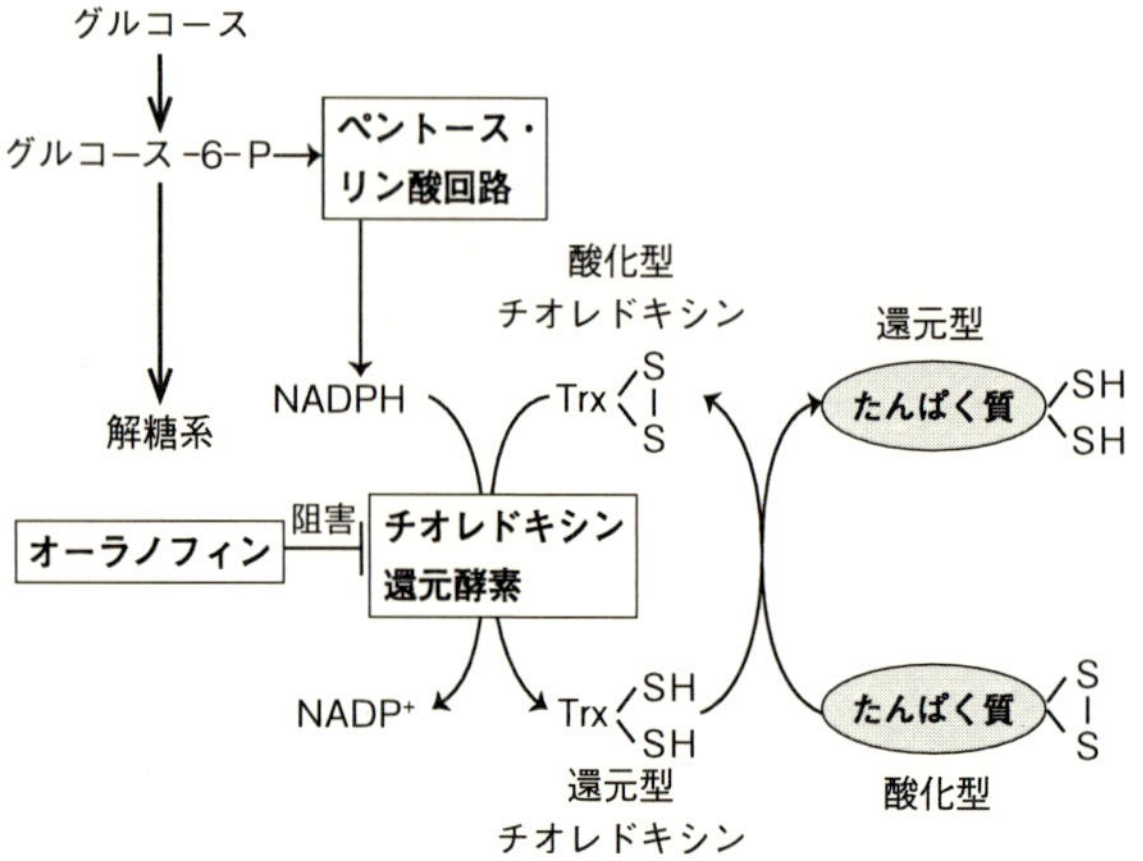

図13：チオレドキシン（Trx）は活性部位の2つのシステイン基の間でジスルフィド（S-S）結合を作る酸化型とジチオール（-SH-SH）を作る還元型が存在する。
還元型チオレドキシンは酸化された標的たんぱく質に結合してたんぱく質のジスルフィド結合（S-S）をチオール基（-SH）に還元し、チオレドキシン自身のチオール基（-SH）は酸化されてジスルフィド（S-S）になる。酸化型チオレドキシンはNADPHの存在下でチオレドキシン還元酵素の作用により還元され、再び還元型に戻る。
NADPHはペントース・リン酸経路で産生される。オーラノフィンはチオレドキシン還元酵素を阻害する。

ルフィド結合（S-S）をチオール基（-SH）に還元し、チオレドキシン自身のチオール基は酸化されます。

酸化型チオレドキシンは、NADPHの存在下でチオレドキシン還元酵素の作用により還元され、再び還元型に戻ります。NADPHはペントース・リン酸経路で産生されます。

オーラノフィンはチオレドキシン還元酵素を阻害します。その結果、細胞の抗酸化力を低下させ、酸化ストレスを高めます（図13）。

放射線や抗がん剤はがん細胞に活性酸素の産生を高めて酸化傷害を引き起こして死滅させます。

これに対してがん細胞はチオレドキシン・システムを使って酸化傷害を軽減してアポトーシスに抵抗性を示します。

オーラノフィンはチオレドキシン還元酵素を阻害してがん細胞の抗酸化力を低下させることによって、放射線治療や抗がん剤治療の効果を高めることができます。

オーラノフィンの抗がん作用には多彩なメカニズムが報告されています。

ミトコンドリアのチオレドキシン還元酵素の阻害の他に、グルタチオン-S-トランスフェラーゼやプロテアソームの機能阻害、DNAやRNAやたんぱく質の合成阻害、抗炎症作用（IL-6／STAT3経路の阻害、NF-κB活性化の阻害など）、ヒストン・アセチル化亢進など多くの作用機序が報告されています。

副作用は少ないので、がんの代替医療によく使われています。

◆ジスルフィラムはアルデヒド脱水素酵素を阻害する

ジスルフィラム（Disulfiram）はアルデヒド脱水素酵素を阻害する作用があり、アルコール中毒の治療のための断酒薬として60年以上前から処方されています。

アルコールを飲むと強い副作用が出ますが、アルコールさえ飲まなければ、ジスルフィラムは極めて副作用の少ない薬です。

アルデヒド脱水素酵素の阻害剤であるジスルフィラムはアルコールの代謝でできるアセトアルデヒドの分解を阻害することによって、アセトアルデヒドの有害な症状がでるので、アルコールを飲めなくするのです（図14）。

アルデヒド脱水素酵素（ＡＬＤＨ）はアルデヒド（ＣＨＯ）を酸化してカルボン酸（COOH）にする反応を触媒する酵素です。アルデヒド脱水素酵素はがん幹細胞のマーカーとしても知られています。

がん幹細胞はアルデヒド脱水素酵素を過剰に発現し、その生存や増殖や自己複製に何ら

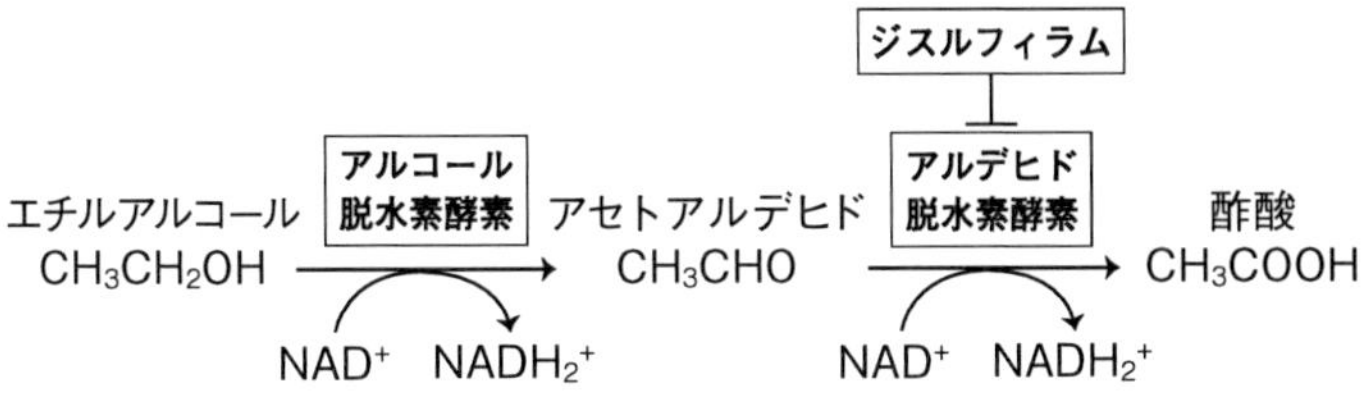

図14：エチルアルコール（エタノール）はアルコール脱水素酵素でアセトアルデヒドに代謝され、アセトアルデヒドはアルデヒド脱水素酵素によって酢酸に代謝される。
ジスルフィラムはアルデヒド脱水素酵素を阻害する。
アセトアルデヒドは毒性が強いので、細胞や組織にダメージを与える。

かの重要な働きを行っていることが指摘されています。

細胞にとってアルデヒドは毒性があるので、アルデヒドを早く代謝するために必要と考えられています。

多くのがん種においてＡＬＤＨ活性の高いがん細胞は増殖や転移を促進することが報告されています。ＡＬＤＨ活性の高い腫瘍は生存期間も短く予後が悪いことが報告されています。

ＡＬＤＨ活性を阻害するとがん細胞の増殖や転移を抑制でき、抗がん剤の効き目を高めることができます。

したがって、ジスルフィラムはアルデヒド脱水素酵素の阻害作用によって抗腫瘍効果を発揮します。

◆ジスルフィラムはがん細胞の酸化ストレスを高める

ジスルフィラムはたんぱく質のシステインに反応して活性を阻害する機序によって、プロテインキナーゼCやP糖たんぱく質やDNAメチルトランスフェラーゼなど様々ながん促進性のたんぱく質を阻害します。

ジスルフィラムの代謝物は銅イオンや亜鉛イオンと複合体を形成するため、細胞内の重金属イオンの貯蔵量を減らし、その結果、スーパーオキシド・ディスムターゼ（酸化ストレスから細胞を保護する）やマトリックス・メタロプロテイナーゼ（がん細胞の浸潤や転移を促進する）のような酵素活性に亜鉛や銅が必須の酵素の活性を阻害する作用があります。

ジスルフィラムの抗腫瘍効果は二価重金属の存在下で強く表れます。がん細胞内には正常細胞よりもこのような二価の重金属（銅や亜鉛）が多く存在するので、ジスルフィラムの毒性はがん細胞に強くでます。

さらに、ジスルフィラムと銅の組合せ（複合体）はプロテアソーム（proteasome）におけるたんぱく質の分解機能を強力に阻害する作用があります。

プロテアソームはたんぱく質分解活性を持った巨大な酵素複合体で、ユビキチンにより標識されたたんぱく質をプロテアソームで分解する系はユビキチン－プロテアソーム・システムと呼ばれ、細胞周期やシグナル伝達やアポトーシスなど細胞内の様々な機能の制御に関わっています。

プロテアソームの働きが阻害されると細胞内たんぱく質の恒常性に異常が起こり、ユビキチン化されたたんぱく質が細胞内に増え、毒性の強い凝集したたんぱく質によってがん細胞に対して致死的に作用します。

すでに、プロテアソーム阻害剤は抗がん剤としても使用されています。つまり、ジスルフィラムはプロテアソーム阻害作用による抗がん作用もあるということです。

◆オーラノフィンとジスルフィラムの相乗効果

酸化ストレスの亢進に対して細胞は内因性の抗酸化物質の量を増やすことによって細胞

を守ろうとします。

このような抗酸化物質は、フリーラジカルを直接消去するようなものであったり、酸化したジスルフィド結合（S-S）に水素を与えて還元する（-SH）作用を持つもの（NADPHのようなもの）になります。

細胞内の酸化還元状態の恒常性維持には2つのシステムが主要な貢献を行っています。その2つというのはグルタチオンとチオレドキシン・システムです。

この2つの抗酸化システムはがん細胞において過剰に発現しています。

その理由は、がん細胞ではその特徴的な代謝によって活性酸素の産生が亢進しており、それに対抗して細胞を守るためです。

前述のように、オーラノフィンとジスルフィラムはグルタチオンとチオレドキシンやスーパーオキシド・ディスムターゼなどの抗酸化システムを阻害する効果があります。

グルタチオンとチオレドキシンは還元剤としてNADPHを使用します。

NADPHはブドウ糖代謝のペントース・リン酸経路から産生されます。したがって、ペントース・リン酸経路におけるNADPHの産生を減少させる2－デオキシグルコースやケトン食の併用はさらに抗腫瘍効果を高めます。そのメカニズムを図15にまとめています。

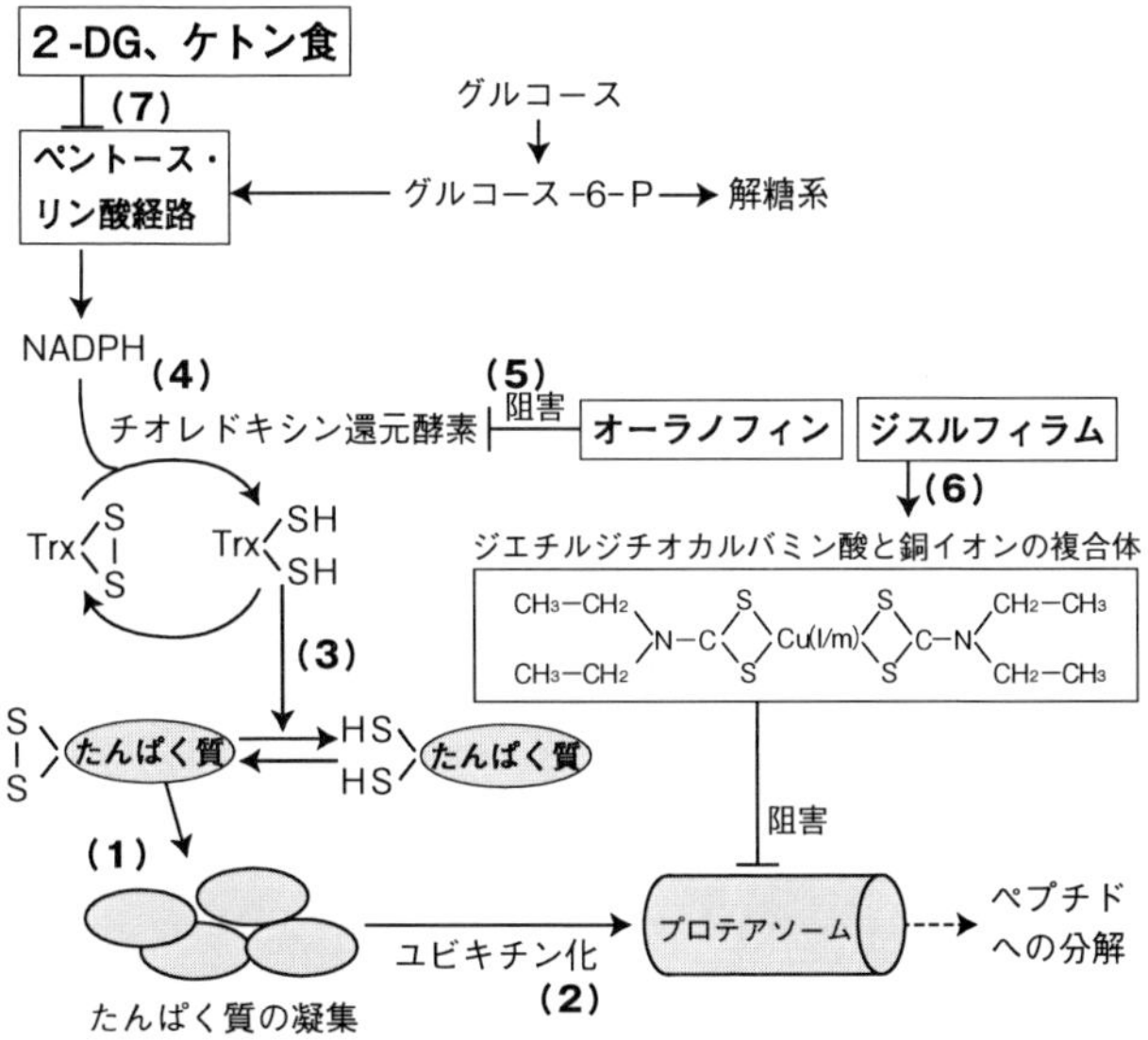

図15:
(1)チオール基(-SH)が酸化されたたんぱく質は凝集し
(2)ユビキチン化されてプロテアソームで分解される
(3)チオレドキシン(Trx)は酸化したたんぱく質を還元作用によって元に戻す
(4)酸化されたチオレドキシン(Trx)はチオレドキシン還元酵素によってNADPHを使って還元型に戻される
(5)オーラノフィンはチオレドキシン還元酵素を阻害する
(6)ジスルフィラムの代謝物質(ジエチルジチオカルバミン酸)と銅イオンの複合体はプロテアソームの働きを阻害する
(7)2-デオキシグルコース(2-DG)とケトン食はペントース・リン酸経路を阻害してNADPHの産生を減少させる。チオレドキシン還元酵素とプロテアソームとNADPH産生系が阻害されると、酸化したたんぱく質凝集物が細胞内に蓄積して細胞は死滅する。

第9章

ミトコンドリアを活性化し酸化ストレスを高めれば がん細胞は自滅する

◆ジェームズ・ワトソンが提唱するがん治療

ジェームズ・ワトソン（James Watson）は、25歳（1953年）でフランシス・クリックらとDNAの分子構造を解明し、34歳（1962年）の時にノーベル生理学・医学賞を受賞しています。

DNAの2重螺旋構造の解明によって、生体における遺伝情報の伝達のメカニズムが明らかになり、遺伝子工学や分子生物学の飛躍的な発展につながりました。

医学や生物学の分野でジェームズ・ワトソンの名前を知らない研究者はいません。分子生物学研究のトップレベルの研究施設であるコールド・スプリング・ハーバー研究所に所長や会長として長く君臨し、国立衛生研究所（NIH）の国立ヒトゲノム研究センター初代所長を務め、大統領自由勲章やアメリカ国家科学賞も受けています。

1988年には、人間の遺伝情報が書かれているDNAのすべての塩基配列を解読しようとする「ヒトゲノム計画」を提唱し、国際プロジェクトの責任者になっています。

彼はがん研究においても優れた業績を残しています。

大学院生のときにがんウイルスの研究を行っており、コールド・スプリング・ハーバー研究所の所長になった翌年の1969年には、DNAがんウイルスの研究を開始しています。

ワトソン自身の研究テーマもがんを中心にしており、コールド・スプリング・ハーバー研究所をがん研究においてトップレベルに育て上げています。

さて、このような分子生物学やがん研究の領域で卓越した業績を残しているジェームズ・ワトソンが、「がん細胞の無制限の増殖の結果として必然的に生じるエネルギー代謝や酸化ストレスに対するがん細胞の脆弱性をターゲットにしたがん治療」の重要性を主張しています。（Open Biol・2013 Jan 8;3（1）:120144）

すなわち、がん細胞は恒常的に細胞増殖活性を示すために、ワールブルグ効果で知られているグルコースの取り込みと解糖系の亢進という代謝の特徴を持ちます。

さらに、抗酸化システムを増強して酸化ストレスに対する抵抗性を高めて細胞死を防いでいます。そのため、がん細胞はグルコースの取り込みや解糖系の阻害や、抗酸化システムの阻害で死滅するという特徴があります。

このように、がん細胞はがん細胞のアキレス腱（弱点）を攻撃することによって死滅させるべきだとワトソンは主張しています。

◆中途半端では逆効果になる

がん細胞内では活性酸素の産生量が増えており、抗酸化システムを活性化して酸化傷害を防いでいます。がん細胞は酸化ストレスを軽減するために余分のエネルギーを使うことになるので、酸化ストレスは増殖や転移を抑制する方向で作用しています。

つまり、酸化ストレスはがん細胞が増殖・転移していく上で邪魔な存在であり、がん細胞は酸化ストレスを高めないように代謝が変更されています。それが、がん細胞でミトコンドリアでの酸素呼吸が抑制されている理由になっています。

したがって、がん細胞のミトコンドリアでの酸素呼吸を亢進すると、増殖や転移を抑制できます。がん細胞に高度に酸化ストレスを高めることができれば、死滅させることがで

〈がん細胞のブドウ糖代謝〉

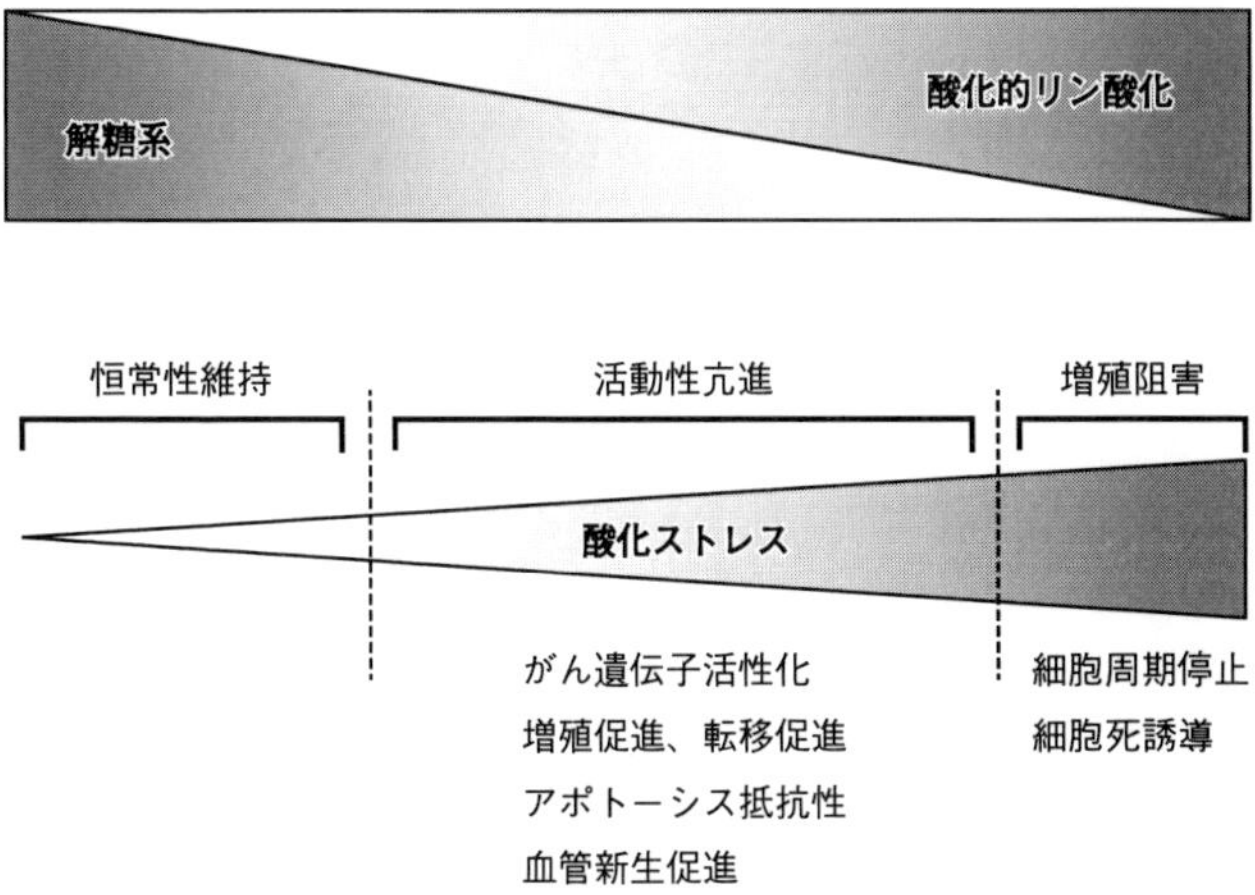

図16:がん細胞は酸素を使わない解糖系でブドウ糖を代謝し、ミトコンドリアでの酸素を使ったエネルギー産生(酸化的リン酸化)が抑制されている。

がん細胞で酸化的リン酸化によるエネルギー産生を増やすと、活性酸素の産生が増え、酸化ストレスが高まる。

中等度の酸化ストレス亢進はがん細胞の活動性を亢進し、増殖シグナルや血管新生を亢進する。

高度の酸化ストレスの場合は酸化傷害によってダメージを受け、増殖が抑制され、アポトーシスが誘導されて自滅する。

つまり、がん細胞の酸化ストレスを高める治療では、徹底した酸化ストレスの亢進を目標にしなければならない。

きます。

しかし、中途半端な酸化ストレスだと逆に増殖や転移を促進することになります。それは、中等度の酸化ストレスは逆にがん細胞の活動性を高める作用があるからです（図16）。

◆グルコースの取り込みと嫌気性解糖系を阻害するシリマリン

低酸素誘導因子－１（Hypoxia Inducible Factor-1; ＨＩＦ－１）は、細胞が酸素不足に陥った際に誘導されてくる転写因子です。

αとβの２つのサブユニットからなるヘテロ二量体であり、βサブユニットは定常的に発現していますが、ＨＩＦ－１αは酸素が十分に存在するときにはユビチン化して26Ｓプロテアソームで分解されて活性がなくなります。

低酸素になるとＨＩＦ－１αは安定化し、核に移行し、遺伝子の低酸素反応エレメントに結合し、遺伝子の発現を誘導します。

ＨＩＦ－１は各種解糖系酵素、グルコース輸送蛋白、血管内皮増殖因子、造血因子エリスロポエチンなど、多くの遺伝子の発現を転写レベルで制御し、細胞から組織・個体にいたる全てのレベルの低酸素適応反応を制御しています。

ＨＩＦ－１はがん細胞の増殖や転移・浸潤や悪性化進展において鍵になる１００以上の遺伝子の発現を調節しており、この中には、血管新生、エネルギー代謝、細胞増殖、浸潤、転移などに関与する多くの遺伝子が含まれています。

腫瘍血管の新生は低酸素で誘導され、また増殖因子は血管新生を促進します。ＨＩＦ－１は血管新生にかかわる多くの遺伝子の発現を誘導し、血管新生促進因子の産生スイッチを入れるマスタースイッチと言えます。

ＨＩＦ－１の働きを阻害すれば、血管新生を阻害してがん細胞の増殖を抑えることができます。

ＨＩＦ－１は低酸素だけでなく、がん細胞の増殖シグナル伝達系であるＰＩ－３キナーゼ／Ａｋｔ／ｍＴＯＲシグナル伝達系を介しても活性化されます。

したがって、がん細胞では低酸素状態でなくてもＨＩＦ－１活性は常時亢進しています。

キク科の植物であるミルクシスルに含まれるシリマリンには、ブドウ糖の取り込みの阻害作用、ＨＩＦ－１活性の阻害作用、ＰＩ－３キナーゼ／Ａｋｔ／ｍＴＯＲシグナル伝達系の阻害作用など、複数の機序でがん細胞のワールブルグ効果を阻害する作用が報告されています。

ミルクシスルはマリアアザミとも呼ばれます。葉に白いまだら模様があるのが特徴で、この模様はミルクがこぼれたようにみえるため milk thistle（thistle はアザミの意味）と言い、ミルクを聖母マリアに由来するものとしてマリアアザミの名があります。

原産は地中海沿岸で、ヨーロッパ全土、北アフリカ、アジアに分布しています。日本においても帰化植物として分布しています。その種子がヨーロッパにおいて古くから肝障害の治療薬として民間療法で利用されています。

ミルクシスルの肝細胞保護作用や肝機能改善作用の効果が科学的に証明されています。

肝機能障害のためのサプリメントとして利用されており、ドイツのコミッションＥ（ドイツの薬用植物の評価委員会）は、粗抽出物の消化不良に対する使用や、標準化製品の慢性肝炎や肝硬変への使用を承認しています。

ミルクシスルの活性成分はシリマリン（silymarin）というフラボノリグナンの混合物です。シリマリンには、シリビニン（silibinin）、シリジアニン（silydianin）、イソシリビン（isosilybin）、シリクリスチン（silychristin）などがあります。ミルクシスル種子は4〜6%のシリマリンを含有しています。

ミルクシスルはヨーロッパでは古くから肝臓の治療薬として用いられ、抗がん剤による肝臓のダメージを軽減し、傷害を受けた肝細胞の再生を促進する作用が確かめられています。

抗がん剤治療や放射線治療の副作用を軽減し、抗腫瘍効果を高める効果も報告されています。

さらに、シリマリンが、低酸素誘導因子の活性を抑制する作用や、ブドウ糖の細胞内への取り込みを阻害する効果などが報告されています。

ブドウ糖はそのままでは細胞膜を通過できないため、特別な膜輸送たんぱく質の働きによって細胞膜を通過します。

このグルコースを輸送するたんぱく質がグルコース・トランスポーター（グルコース輸送たんぱく）で、がん細胞ではブドウ糖の取り込みを増やすため、このグルコース・トランスポーターの発現が過剰に増えています。

ミルクシスルに含まれるシリマリンがグルコース・トランスポーターに直接作用してブドウ糖の取り込みを阻害する作用が報告されています。

その他にも、シリマリンには、がん細胞の増殖シグナル伝達系を阻害する作用や、転写因子のＮＦ－κＢ活性を阻害する作用、がん細胞の浸潤や転移を抑制する効果など多彩な抗がん作用が報告されています。

シリマリン自体は毒性が極めて低く、肝細胞保護作用など抗がん剤治療による副作用を軽減する効果も多くの臨床試験などで確認されています。

さらにがん細胞のワールブルグ効果を是正する作用や、増殖シグナル伝達系を抑制する作用があるため、がん治療において併用するメリットが高い成分と言えます。

シリマリンはサプリメントとして販売されています。

◆発酵小麦胚芽エキスのAvemarは解糖系を阻害する

小麦の種子の胚芽は子葉や幼根となって成長する部分であり、細胞の成長に必要な様々な生理活性物質が含まれています。

小麦胚芽に含まれるメトキシ・ベンゾキノン類には抗がん作用が報告されています。

小麦胚芽中では、メトキシ・ベンゾキノン類は糖が結合しているため、消化管からの吸収が悪く、その健康作用を十分に利用できません。

ところが、パン酵母菌や乳酸菌で小麦胚芽を発酵させると糖が外れて、消化管からの吸収や生理活性が高くなることが知られています。

発酵小麦胚芽エキスを主成分としたサプリメントがAvemar（アヴェマー）の登録商標で、栄養補助食品として世界中で販売されています。この発酵小麦胚芽エキスは小麦胚芽を酵母菌（パン酵母）で発酵し、発酵物の濾過液をフリーズドライ法で乾燥して粉末にしたものです。

発酵小麦胚芽抽出物の抗がん作用に最初に気がついたのはビタミンCの発見などにより

1937年にノーベル生理学・医学賞を受賞したハンガリー出身（1947年にアメリカ合衆国に移住）の生理学者のセントージョルジ（Albert Szent-Gyorgyi,1893-1986）です。

セントージョルジは筋肉の収縮の研究でも有名ですが、1950年代末からはがんの研究を精力的に行っています。今では常識になっているフリーラジカルと発がんの関連を最初に指摘したのがセントージョルジです。

セントージョルジはがん細胞が異常に増殖するメカニズムに注目し、がん細胞の増殖を抑制する物質や促進する物質の研究を行っています。

がん細胞を直接死滅させるのではなく、がん細胞の代謝の異常に注目して増殖を抑える方法を見つけることを目標にしました。

そのような研究の中で、小麦胚芽に含まれるキノンの一種ががん細胞の増殖を阻止する作用があることを見つけ、酵母で発酵させることによって抗がん活性が高まることを見つけています。

発酵小麦胚芽エキスはがん細胞のブドウ糖の取り込みを阻害し、トランスケトラーゼ、グルコースー6ーリン酸脱水素酵素、乳酸脱水素酵素、ヘキソキナーゼなど糖代謝と核酸合成（ペントース・リン酸経路）を阻害します。

解糖系とペントース・リン酸経路の阻害のほかに、リボヌクレオチド還元酵素を阻害することによってDNA合成を阻害する作用もあります。

リボヌクレオチド還元酵素はリボヌクレオチドをデオキシリボヌクレオチド－3リン酸に変換してDNAの新規合成の鍵となる酵素です。

このような糖代謝とDNA合成の経路の阻害作用は、発酵小麦胚芽エキスの増殖抑制作用の作用メカニズムになっています。

多くの基礎研究によって、発酵小麦胚芽エキスのがん細胞増殖抑制効果、転移抑制効果、免疫増強効果が示されています。

さらに、メラノーマや大腸がんなどにおいて多くの臨床試験が実施されており、有効性が報告されています。

発酵小麦胚芽エキスは抗がん剤治療の奏功率《そうこうりつ》を高め、進行がんの患者においても、無増悪生存期間や全生存率を改善することが複数の臨床試験で明らかになっています。

◆がん細胞の酸化ストレスを高めるアルテスネイト

アルテスネイト（Artesunate）は中国で古くからマラリアなどの感染症の治療に使われていた青蒿《せいこう》（Artemisia annua）というキク科の薬草から分離された成分で、現在ではマラリアの治療薬として使用されています。

抗マラリア薬としてのアルテスネイトの開発は、「伝統薬から開発された医薬品としては、20世紀後半における最大の業績」という表現がなされており、医学における重要な成果だと言われています。

アルテスネイトを開発した中国の女性科学者の屠呦呦（Tu Youyou）博士は２０１５年にノーベル生理学・医学賞を受賞しています。

アルテスネイトは鉄イオンと反応してフリーラジカルを産生します。

がん細胞は鉄を多く取り込んでいるので、その鉄と反応してフリーラジカルを産生してがん細胞を死滅させるという作用機序が提唱されています。つまり鉄介在性の細胞死です。

がん細胞で活性が亢進している転写因子の低酸素誘導因子－１はトランスフェリンレセ

プターの発現を高めます。

鉄は細胞増殖に必要なため、がん細胞はトランスフェリンレセプターを多く発現して鉄を多く取り込んでいます。細胞分裂の早いがん細胞ほど鉄を多く取り込んでいると言われています。

したがって、がん細胞内の鉄と反応してフリーラジカルを発生するアルテスネイトは、正常細胞を傷つけずにがん細胞に選択的に傷害を与えることができます。

アルテスネイトによってがんや肉腫が縮小した臨床報告があり、人間における腫瘍にたいしても有効であることが報告されています。

進行した非小細胞性肺がんの抗がん剤治療にアルテスネイトを併用すると抗腫瘍効果が高まることが、中国で行われたランダム化比較試験で報告されています。

がん細胞内でフリーラジカルを産生して酸化ストレスを高める以外に、血管新生阻害作用、DNAトポイソメラーゼ阻害作用、細胞増殖や細胞死のシグナル伝達系に影響する作用なども報告されています。

◆高濃度ビタミンC点滴は酸化ストレスを高めてがん細胞を死滅させる

1回に25～100gという大量のビタミンCを1～3時間かけて点滴するという治療法があります。

がん細胞に取り込まれたビタミンCが過酸化水素を発生することでDNAやミトコンドリアにダメージを与え、解糖系を阻害してATP産生を阻害することによって抗がん作用を発揮します。

ビタミンCはブドウ糖と構造が似ており、同じ糖輸送担体（グルコース・トランスポーター）によって細胞内に取り込まれます。

がん細胞はグルコース・トランスポーターの発現量が増え、ブドウ糖の取り込みが亢進しているので、大量のビタミンCががん細胞に取り込まれ、がん細胞を選択的に死滅させることができるという治療法です。

がん組織に多く存在する鉄イオンとビタミンCが反応して過酸化水素が発生するという作用機序が提唱されています。

過酸化水素がDNAにダメージを与えると、ポリADPリボース合成酵素が活性化されNADが枯渇し、解糖系もTCA回路も進まなくなります。活性酸素はミトコンドリアにもダメージを与えます。これらの作用で、エネルギーが枯渇して細胞が死滅することになります。

◆解糖系と酸化的リン酸化を阻害する半枝蓮

高濃度ビタミンCと同様の作用機序でがん細胞のATP産生を阻害する方法として半枝《はんし》蓮《れん》という薬草を煎じて服用する漢方治療も有効です。

半枝蓮は学名をScutellaria barbataと言う中国各地や台湾、韓国などに分布するシソ科の植物です。

アルカロイドやフラボノイドなどを含み、抗炎症・抗菌・止血・解熱などの効果があり、中国の民間療法として外傷・化膿性疾患・各種感染症やがんなどの治療に使用されています。

黄色ブドウ球菌・緑膿菌・赤痢菌・チフス菌など様々な細菌に対して抗菌作用を示し、さらに肺がんや胃がんなど種々のがんに対してある程度の効果があることが報告されています。

半枝蓮の抗がん作用に関しては、民間療法における臨床経験から得られたものが主体ですが、近年、半枝蓮の抗がん作用に関する基礎研究が多数発表されています。

基礎研究では、半枝蓮には、がん細胞の増殖抑制作用、アポトーシス誘導作用、抗炎症作用、発がん過程を抑制する抗プロモーター作用などが報告されています。

さらに、がん細胞の解糖系と酸化的リン酸化を阻害してエネルギー産生を低下させ、がん細胞を死滅させる作用が報告されています。

すなわち、半枝蓮はミトコンドリアでの活性酸素の産生を増やし、ＤＮＡの酸化傷害からポリＡＤＰリボース合成酵素が活性化され、ＮＡＤを枯渇して解糖系を阻害してＡＴＰの産生を低下させるという機序です。

解糖系と酸化的リン酸化を阻害してがん細胞のＡＴＰを枯渇させ、同時に酸化ストレスを高めてがん細胞を死滅させます。

◆がん細胞の酸化ストレスを徹底的に高める方法

がん細胞に酸化ストレスを高めて死滅させる治療を行うためには、複数のメカニズムを組み合わせることが重要です。本書で解説した方法を図17にまとめています。

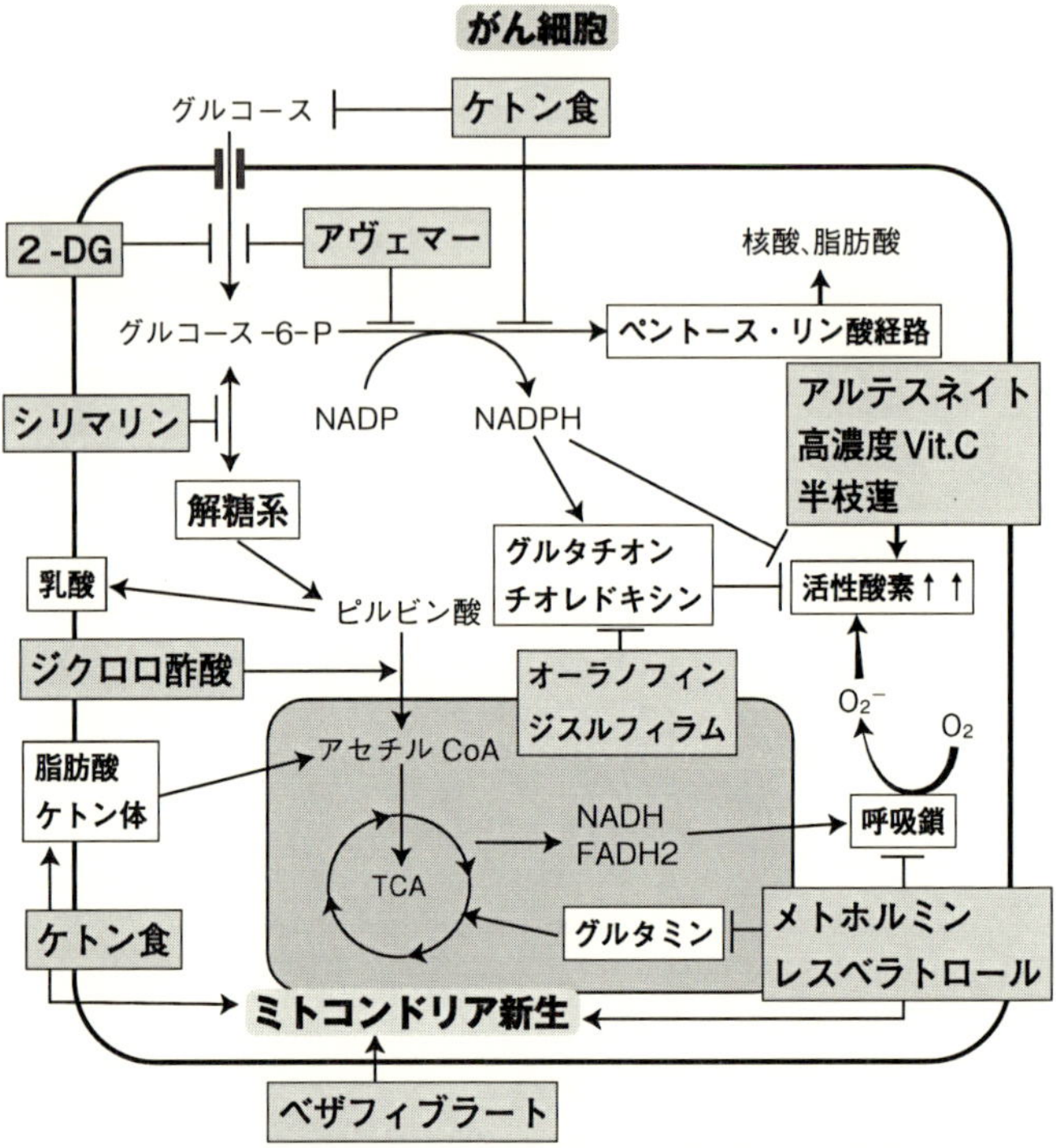

図17:がん細胞の代謝の特徴であるワールブルグ効果(解糖系の亢進と酸化的リン酸化の抑制)を正常化し、がん細胞の酸化ストレスを高める方法として、がん細胞の解糖系やペントース・リン酸経路を阻害するケトン食と2-デオキシグルコース(2-DG)とシリマリンとアヴェマー(発酵小麦胚芽エキス)、ミトコンドリアでの代謝を促進するジクロロ酢酸、呼吸鎖を阻害して活性酸素(ROS)の産生を高めるメトホルミンとレスベラトロール、細胞質でフリーラジカルを産生するアルテスネイトと高濃度ビタミンC点滴と半枝蓮、グルタチオンやチオレドキシンによる抗酸化システムを阻害するオーラノフィンとジスルフィラムがある。
さらに、メトホルミンはグルタミンの利用を阻害し、PPARリガンドのベザフィブラートとケトン食とメトホルミンとレスベラトロールはミトコンドリア新生を促進して活性酸素の産生を増やす。
これらを組み合わせると、がん細胞のエネルギー産生と物質合成を阻害し、さらに酸化ストレスを高めてがん細胞を自滅させることができる。

おわりに

1980年代にがん遺伝子やがん抑制遺伝子が次々と見つかり、増殖や細胞死のメカニズムが分子レベルで解明されるようになってくると、がんが克服される時は近いと思われていました。

しかし、がんの研究が進めば進むほど、むしろがん治療の困難さが認識されるようになりました。

がんは極めて複雑で、手強い敵であることを、多くの研究者や臨床家は思い知らされてきました。

私は、大学の医学部を卒業してがんの治療法について研究し試行錯誤しているうちに、漢方薬やサプリメントなどを使った「体にやさしいがん治療」に行き着きました。

平成14年からは、クリニックを開設して、体力や免疫力を高めて標準治療の副作用を軽減し効果を高める補完医療や、がん細胞のエネルギー産生や物質代謝の異常（ワールブルグ効果）や増殖シグナル伝達系や血管新生をターゲットにした代替医療を実践しています。がんとの共存や自然退縮を目指す「体にやさしいがん治療」を目標に世界中で行われている様々な補完・代替医療を試してきました。

現在まで、100種類以上の治療法を試し、高価なものや効果の手応えの無いもの、人間での有効性を示すデータが報告されていないものなどは、次第に私のリストから消えていきます。

人間での有効性と費用対効果の2つの観点から有用性の高い治療法が残り、現在も実践しています。

そして、がんの基礎研究に20年以上携わった知識と、がんの代替医療における15年以上におよぶ臨床経験から、「がん細胞の解糖系を阻害する治療法」や「ミトコンドリアの酸素呼吸を亢進して酸化ストレスを高める治療法」の有効性を確信したため、本書をまとめました。

本文でも紹介したように、ＤＮＡの構造解明でノーベル賞を受賞し、分子生物学やがん研究の領域で卓越した業績を残しているジェームズ・ワトソンが、「がん細胞のエネルギー代謝の特徴や、酸化ストレスに対するがん細胞の脆弱性をターゲットにしたがん治療」の重要性を主張しています。

ジェームズ・ワトソンは１９５３年にフランシス・クリックとＤＮＡの二重螺旋構造を解明したとき、自分では実験は何一つ行っていません。それまでに報告されている多くの実験結果やＤＮＡに関するデータの蓄積の中から、全てを満足させるＤＮＡの構造を理論的に構築しただけです。つまり、全てのデータに矛盾しない理論的考察だけでノーベル賞を受賞したと言えます。

そのワトソンが、最近の膨大ながん研究を総括して「がん細胞の特徴的な代謝異常をターゲットにしたがん治療」の研究を推奨している点が重要です。天才の理論的考察の結論だからです。

がんに勝つためには、がん細胞の弱点を知る必要があります。

それを理解してもらうためには、難解な生化学の知識も必要です。本書の内容が難しいと思われた方も多いと思います。

実際、日頃の診療でも、この治療法について資料を見せながら1時間以上かけて説明しても、その意味を理解できる方は少数です。そのような事情が、この治療法を詳しく解説した本を出版するきっかけになりました。

がん細胞の特徴的な代謝異常をターゲットにしたがん治療の理論的根拠と具体的方法を多くのがん患者さんに理解していただき、がん治療に利用していただきたいと願っています。

主な参考文献（発表年順）

- Starvation in man. New Eng J Med 282:668-675,1970
- Ketoacids? Good medicine? Trans Am Clin Climatol Assoc.114:149-161, 2003
- Should supplemental antioxidant administration be avoided during chemotherapy and radiation therapy? J Natl Cancer Inst. 100(11): 773-783,2008
- Multitargeted therapy of cancer by silymarin. Cancer Lett. 269(2): 352–362.2008
- Antioxidants prevent health-promoting effects of physical exercise in humans. Proc Natl Acad Sci USA. 106(21):8665-8670.2009
- Understanding the Warburg effect: the metabolic requirements of cell proliferation. Science.324(5930):1029–1033.2009
- Fermented wheat germ extraetnutritional supplement or anticancer drug? Nutr J. 10: 89.2011
- Increases in mitochondrial biogenesis impair carcinogenesis at multiple levels. Mol Oncol. 5(5): 399–409.2011
- A low carbohydrate, high protein diet slows tumor growth and prevents cancer initiation. Cancer Res. 71(13): 4484-4493, 2011
- Dual inhibition of tumor energy pathway by 2-deoxyglucose and metformin is effective against a broad spectrum of preclinical cancer models. Mol Cancer Ther. 10(12):2350-2362.2011
- Bezielle selectively targets mitochondria of cancer cells to inhibit glycolysis and OXPHOS. PLoS One. 7(2):e30300. 2012
- Symposium: A report of the James Watson Lecture at Yale. Yale Journal of Biology and Medicine 85: 417-419, 2012
- Oxidants, antioxidants and the current incurability of metastatic cancers. Open Biol. 3(1):120144, 2013
- Ketogenic diets enhance oxidative stress and radio-chemo-therapy responses in lung cancer xenografts. Clin Cancer Res.

19(14): 3905-3913.2013

- Suppression of oxidative stress by β-hydroxybutyrate, an endogenous histone deacetylase inhibitor. Science 339(6116): 211-214, 2013
- Ketogenic diet for obesity: Friend or foe? Int J Environ Res Public Health. 11(2): 2092–2107.2014
- Oxidizing to death: Disulfiram for cancer cell killing. Cell Cycle. 13(10):1513-1514.2014
- Sensitization of metformin-cytotoxicity by dichloroacetate via reprogramming glucose metabolism in cancer cells. Cancer Lett. 346(2): 300-308, 2014
- Dichloroacetate enhances apoptotic cell death via oxidative damage and attenuates lactate production in metformin-treated breast cancer cells. Breast Cancer Res Treat. 147(3):539-550. 2014
- Ketone body therapy: from the ketogenic diet to the oral administration of ketone ester. J Lipid Res. 55(9): 1818–1826.2014
- Ketogenic diets as an adjuvant cancer therapy: History and potential mechanism. Redox Biology 2: 963-970, 2014
- Auranofin: Repurposing an old drug for a golden. New Age. Drugs R D. 15(1): 13–20.2015
- Oxidative stress inhibits distant metastasis by human melanoma cells. Nature. 527(7577):186-191.2015
- Identification of artesunate as a specific activator of ferroptosis in pancreatic cancer cells. Oncoscience. 22(5):517-532.2015
- Fasting induces anti-Warburg effect that increases respiration but reduces ATP-synthesis to promote apoptosis in colon cancer models. Oncotarget. 6(14): 11806–11819.2015
- Restoration of mitochondria function as a target for cancer therapy. Drug Discov Today. 20(5): 635–643.2015
- Ketone body β-hydroxybutyrate blocks the NLRP3 inflammasome-mediated inflammatory disease. Nature medicine. 21(3):263-269.2015

【著者略歴】
福田　一典（ふくだ　かずのり）
昭和 28 年福岡県生まれ。昭和 53 年熊本大学医学部卒業。熊本大学医学部第一外科、鹿児島県出水市立病院外科、久留米大学医学部第一病理学、北海道大学医学部第一生化学、米国バーモント（Vermont）大学医学部生化学、株式会社ツムラ中央研究所（部長）、国立がんセンター研究所がん予防研究部（室長）、岐阜大学医学部東洋医学講座（助教授）を経て、平成 14 年 5 月に銀座東京クリニックを開設し、がんの漢方治療と補完・代替医療を実践している。
著書に『癌予防のパラダイムシフトー現代西洋医学と東洋医学の接点ー（医薬ジャーナル社　1999 年）』『からだにやさしい漢方がん治療（主婦の友社　2001 年）』『オーダーメイドの漢方がん治療（シーエイチシー　2005 年）』『決定版！　抗がんサプリメントの正しい選び方、使い方（南々社　2005 年）』『自分でできる「がん再発予防法」（本の泉社　2006 年）』『あぶない抗がんサプリメント（三一書房　2008 年）』『漢方がん治療のエビデンス（ルネッサンス・アイ　2010 年）』『ブドウ糖を絶てばがん細胞は死滅する！（彩図社　2013 年）』『がんに効く食事　がんを悪くする食事（彩図社　2013 年）』『健康になりたければ糖質をやめなさい！（彩図社　2014 年）』『医療大麻の真実（明窓出版　2015 年）』『やせる！若返る！ケトン体食事法（洋泉社　2016 年）』などがある。

銀座東京クリニック
TEL：03-5550-3552 ／メール：info@f-gtc.or.jp

ミトコンドリアを活性化するとがん細胞は自滅する

2017 年 3 月 22 日　第 1 刷
2025 年 2 月　4 日　第 2 刷

著　者　福田一典
発行人　山田有司
発行所　〒 170-0005
株式会社　彩図社
東京都豊島区南大塚 3-24-4
MT ビル
TEL：03-5985-8213　FAX：03-5985-8224

印刷所　シナノ印刷株式会社
URL　http://www.saiz.co.jp　https://twitter.com/saiz_sha

ISBN978-4-8013-0210-5 C0047